五色食物养生治病

随身查

吴林玲 编著

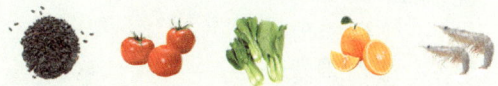

天津出版传媒集团
天津科学技术出版社

图书在版编目(CIP)数据

五色食物养生治病随身查 / 吴林玲编著 . —天津：天津科学技术出版社，2013.8（2024.4 重印）

ISBN 978-7-5308-8232-0

Ⅰ.①五… Ⅱ.①吴… Ⅲ.①食物养生 – 基本知识 ②食物疗法 – 基本知识 Ⅳ.① R247.1

中国版本图书馆 CIP 数据核字（2013）第 187825 号

五色食物养生治病随身查
WUSE SHIWU YANGSHENG ZHIBING SUISHENCHA

策划编辑：	杨 譞
责任编辑：	孟祥刚
责任印制：	刘 彤
出　　版：	天津出版传媒集团 天津科学技术出版社
地　　址：	天津市西康路 35 号
邮　　编：	300051
电　　话：	（022）23332490
网　　址：	www.tjkjcbs.com.cn
发　　行：	新华书店经销
印　　刷：	鑫海达（天津）印务有限公司

开本 880×1 230 1/64 印张 5 字数 144 000
2024 年 4 月第 1 版第 2 次印刷
定价：58.00 元

前言

《黄帝内经》记载，人要健康，就要吃五色、五味、五香的食物。可见，早在3000年前，我们的祖先就已意识到食物对人体健康的重要性。营养学界将食物按其天然色泽大致分为五大类：黑、红、绿、黄、白。随着现代人生活水平的不断提高，追求营养、注重养生更是成为一种生活时尚，而科学的饮食营养离不开五色食物。

黑、红、绿、黄、白这五种颜色的天然食物，对人体健康益处多多，只要善加利用，就能起到相应的养生治病功效。五色食物养五脏，黑色养肾，可明显减少动脉硬化、冠心病、脑卒中等疾病的发生率；红色养心，可益气补血和促进血液、淋巴液生成；绿色养肝，能起到调节脾胃消化吸收的作用；黄色养脾，能保护肠道、呼吸道黏膜，减少胃炎等疾患发生；白色养肺，既能消除身体的疲劳，又可促进疾病的康复。可以说，颜色之于食物，已不仅是一种表观特征，更体现内在的营养价值；颜色之于食物，已不仅令人赏心悦目，更体现特有的健康呵护。

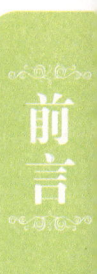
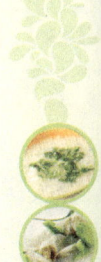

要想利用五色食物养生治病，就需要了解它们的生理作用和保健功能，也需要了解它们所含的营养成分、食物的性味以及它们在医疗保健方面的作用，然后通过科学的调配，均衡的摄取，才能让疾病远离我们，身体更健康。

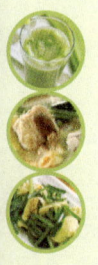

本书首先对五种颜色的食物进行分门别类的详尽介绍，使读者能够在第一时间就对黑、红、绿、黄、白这五色食物有清晰的认知，并能迅速掌握每类食物的养生保健功效和基础营养素含量。从黑色的甲鱼、乌骨鸡，红色的西红柿、蛇果，到绿色的芦荟、苦瓜，黄色的胡萝卜、玉米，再到白色的牛奶、大蒜，每一种食物的性味归经、饮食宜忌、人群宜忌、食用方法、选购要点以及保存须知都条分缕析地一一列出，并附上了一道道美味佳肴的烹饪方法，旨在帮助你更科学、更合理地摄取营养。本书对天然食物所含的营养素，从必需的营养素到微量的矿物质，都进行了科学的量化，以期大家在摄食过程中能做到心中有数，从而有针对性地去摄取自身急需或缺乏的营养素，达到治病强身的目的。

目录

绪论 1

第一章 黑色食物
——抗衰老圣品

甲鱼 4
乌骨鸡 7
黑芝麻 10
黑米 13
黑木耳 16
海带 19
海参 22
葡萄 25
茄子 28
黑麦 31
乌梅 34
泥鳅 37
紫菜 40
黑枣 43
豆豉 46

目录 1

第二章 红色食物
——心脑血管保护神

西红柿	50
蛇果	53
樱桃	56
草莓	59
红枣	62
枸杞	65
红薯	68
西瓜	71
牛肉	74
红酒	77
红辣椒	80
山楂	83
杨梅	86
羊肉	89
猪肉	92
猪肝	95
猪血	98
红茶	101
红小豆	104
李子	107
石榴	110

③ 第三章 绿色食物
——生命元素大本营

芦荟	114
猕猴桃	117
芦笋	120
大葱	123
大白菜	126
菠菜	129
绿豆	132
绿茶	135
生菜	138
香菜	141
小白菜	144
黄瓜	147
芹菜	150
韭菜	153
油菜	156
豌豆	159
丝瓜	162
香椿	165
茼蒿	168
苦瓜	171
蕨菜	174

第四章 黄色食物
——免疫力堡垒

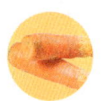

黄豆 178
鸡蛋 181
胡萝卜 184
玉米 187

木瓜 190
橙子 193
姜 196
金针菇 199
南瓜 202

土豆 205
香蕉 208
柠檬 211

菠萝 214
芒果 217
柚子 220
金橘 223
黄花菜 226
菊花 229

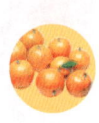

哈密瓜 232

第五章 白色食物
——人体营养基石

牛奶	236
大蒜	239
豆腐	242
银耳	245
莲藕	248
白萝卜	251
燕麦	254
百合	257
杏仁	260
冬瓜	263
酸奶	266
菜花	269
竹笋	272
鸡肉	275
梨	278
山药	281
荔枝	284
椰子	287
虾	290
牡蛎	293
海蟹	296
南瓜子	299

附录 明星五色营养食物图鉴......302

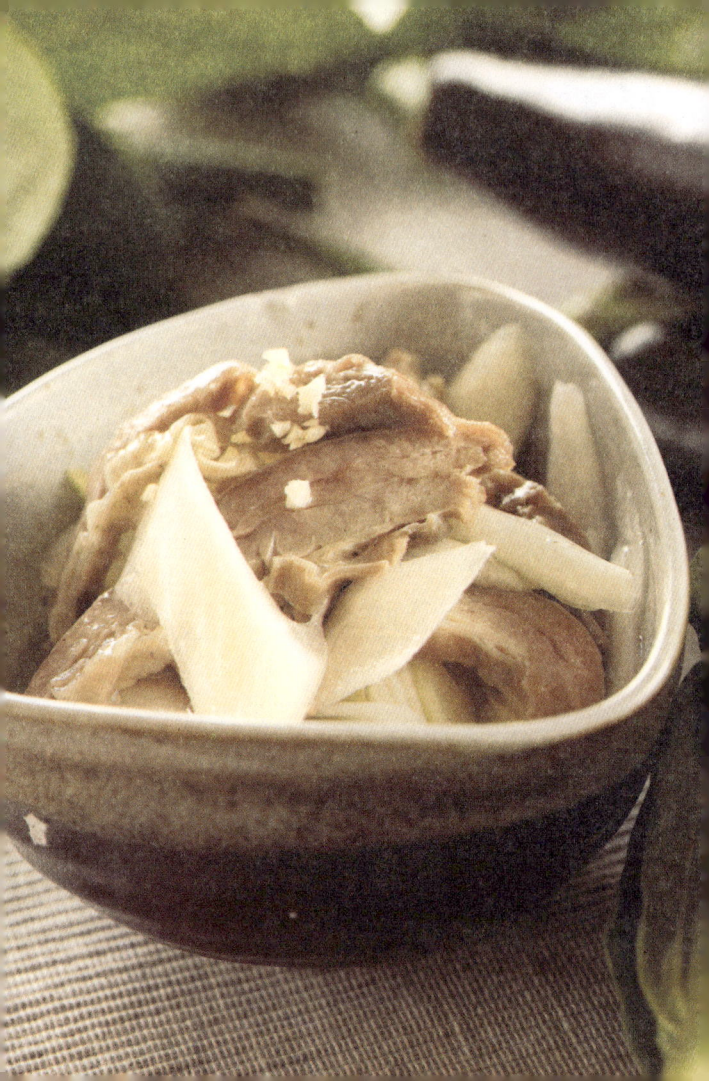

何谓五色

现代科学研究发现,食物的营养结构与其本身呈现的天然色彩有着密切的关系,不同颜色的食物所含的营养成分各不相同。

饮食中的"五色"就是指食物的五种天然颜色,即红、黄、绿、白、黑。早在两千多年前,《黄帝内经》就记载,人要健康长寿,就要吃"五色、五味、五香"的食物。食物的"五色"理论同"五行、五脏、五时"理论联系起来,构成了中医学理、法、方、药及养生的基石,并影响至今。

食物颜色揭秘

食物色泽的强大诱惑力,一点也不逊于香和味,这也正是人们将食物的色、香、味并列的奥妙所在。

谷类

颜色深的谷物一般呈黑色,如黑米、大麦、燕麦等;颜色稍浅的谷物一般呈黄色,如小米、玉米等;颜色更浅的谷物则一般呈白色,如大米、小麦等。研究证明,深色谷物所含的营养素比浅色谷物高,而经过多次深加工

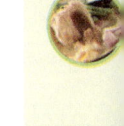

的谷物颜色会相对变浅,是因为其色素流失较多,营养损失程度较大。

肉食类以颜色的深浅可分为三大类:一类为富含黑色素的肉类食物,如甲鱼、乌骨鸡等;二类为色泽鲜红或暗红的肉类,如猪肉、牛肉、羊肉等;三类如鸡肉、鸭肉、鹅肉、兔肉及鱼肉等,肉色嫩白。其中浅色和无色肉中的饱和脂肪和胆固醇含量明显低于红肉,因此更利于人体健康;而黑色肉的营养价值又远远高出以上两类肉食,对人体健康更为有益。

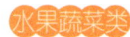

水果和蔬菜按照颜色可分为黑色、绿色、红色、黄色和白色五类。研究表明,白色果蔬如竹笋,营养成分以碳水化合物和水为主,营养较少;黄色果蔬如南瓜、柑橘,营养价值比白色果蔬略高;红色果蔬如西红柿、草莓,营养价值高于黄色和白色果蔬;绿色果蔬富含维生素、胡萝卜素以及多种微量元素,营养价值高于红色果蔬;颜色最深的黑色果蔬如茄子、香菇,营养价值最高。

第一章
黑色食物
——抗衰老圣品

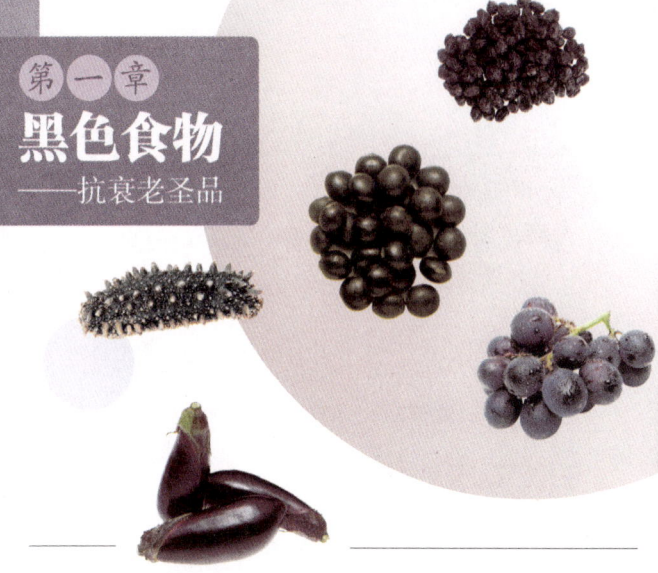

黑色食物主要是指因含有天然黑色素而呈现黑色、紫色或深褐色的食物。现代医学研究发现,黑色食物的保健功效除与其所含的营养素、维生素、微量元素有关外,黑色素也发挥了特殊的积极作用。

基础营养素

◆ 黑色食物能提供优质蛋白和不饱和脂肪酸,是很好的健脑食物。

◆ 黑色食物中维生素含量丰富,尤其是 B 族维生素。

甲鱼

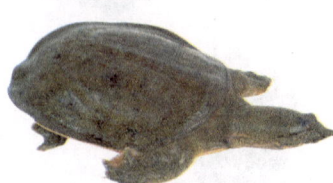

【保健功效】

- 抗癌抗过敏
- 防治动脉硬化
- 补血
- 抗衰老
- 防治便秘
- 滋补强身

别名：团鱼、元鱼

性味归经：味甘、咸，性平，归肝经。

营养功效：滋阴凉血、消肿去瘀、益气补虚、丰肌亮肤。

【人群宜忌】

宜

- 肺结核、贫血、身体虚弱者宜食用甲鱼。

忌

- 失眠、孕妇及产后便秘者应慎食甲鱼。
- 肠胃功能虚弱、消化不良者应慎食甲鱼。
- 肾衰、肝炎、肝硬化患者应忌食甲鱼。

【食法宜忌】

忌

- 甲鱼不宜与鸡蛋、兔肉、猪肉、鸡肉、鸭肉及苋菜同吃，否则很容易导致食物中毒。
- 生甲鱼血或胆汁配酒会使饮用者中毒或罹患严重的贫血症。

- 选购要诀　甲鱼必须鲜宰活杀。选购时，可将甲鱼仰翻在案上，能够迅速翻身的为佳。
- 保存须知　熟甲鱼保存期较短，最好一次吃完。

银耳甲鱼汤

原材料

| 甲鱼1只 | 银耳50克 | 料酒少许 | 味精少许 | 盐少许 |

制作过程

① 将甲鱼宰杀后，去头、尾、内脏及爪。
② 将银耳用温水发透，去蒂头，撕成瓣；姜切片，葱切段。
③ 将甲鱼和银耳同放炖锅内，加入料酒、姜、葱、水用旺火烧沸。
④ 再用小火煮35分钟，加入盐、味精、胡椒粉调味即成。

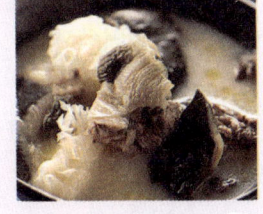

【注解】

甲鱼肉中含有丰富的维生素、微量元素、多肽和蛋氨酸，是一种高蛋白、低脂肪的珍贵补品。此外，甲鱼肉质细腻、肥腴鲜美，糅合鸡、鹿、牛、羊、猪五种肉的滋味，因此又有"五味肉"之美称。

营养素(每百克的含量)

	热量(千卡)	110
三大营养素	蛋白质(克)	16.5
	脂肪(克)	4.3
	碳水化合物(克)	1.6
矿物质	钙(毫克)	70
	铁(毫克)	2.8
	磷(毫克)	135
	钾(毫克)	150
	钠(毫克)	10
	铜(毫克)	0.05
	镁(毫克)	23
	锌(毫克)	4.4
	硒(微克)	3.25
胆固醇(毫克)		95
膳食纤维(克)		0

维生素

维生素A(微克)	维生素B_1(毫克)	维生素B_2(毫克)	维生素B_6(毫克)	维生素B_{12}(微克)	维生素C(毫克)
139	0.07	0.14	0.11	1.2	0

维生素D(毫克)	维生素E(毫克)	生物素(微克)	维生素K(微克)	维生素P(微克)	胡萝卜素(毫克)
4	1	0	5	0	0

（注：焦耳是现在使用的热量国标标准单位，但是千卡作为热量单位更为人们所熟知，故本书全文统一使用千卡来标注热量值。1千卡=4.18千焦。）

乌骨鸡

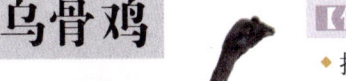

【保健功效】

- 抗衰抗癌
- 调治妇科疾病
- 养身防病
- 提高免疫力

别名：乌鸡、黑足鸡

性味归经：性平，味甘，归肝、肾经。

营养功效：养阴退热、补益肝肾。

【人群宜忌】

宜

- 少年儿童、中老年人、产妇、贫血者、身体虚弱者宜经常食用乌骨鸡。
- 糖尿病患者可以食用乌骨鸡。

忌

- 严重皮肤疾病患者应少食或不食乌骨鸡。

【食法宜忌】

宜

- 乌骨鸡中的维生素 E 含量较多，若搭配富含 B 族维生素的食物食用，可以增进体力。
- 乌鸡连骨熬汤滋补效果更好。
- 用砂锅文火慢炖为佳，最好不用高压锅。

选购要诀 以黑色深重、体型较大的为佳,其保健成分含量高于浅色乌骨鸡。

保存须知 若长期保存,可宰杀洗净后放入冰箱内冷冻。

鲜奶银耳乌鸡汤

原材料

| 乌骨鸡 1只 | 猪瘦肉 250克 | 银耳 19克 | 百合 38克 | 鲜奶 1杯 |

制作过程

❶ 银耳用水浸泡20分钟,清洗干净;百合洗净;乌骨鸡宰杀后去毛、内脏,氽烫后再冲洗干净;猪瘦肉洗净。

❷ 烧滚适量水,下乌骨鸡、猪瘦肉、银耳、百合和姜片,水沸后改文火煲约2小时,倒入鲜奶拌匀,续煮5分钟,下盐调味即成。

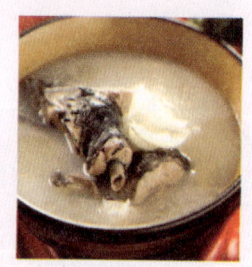

【注解】

乌骨鸡肉质十分细嫩,味道鲜美爽口,含有丰富的蛋白质、黑色素、多种维生素和微量元素等物质,并具有一定的医疗保健作用,是难得的滋补佳品。

营养素(每百克的含量)

三大营养素	热量(千卡)	111
	蛋白质(克)	22.3
	脂肪(克)	2.3
	碳水化合物(克)	0.3
矿物质	钙(毫克)	17
	铁(毫克)	2.3
	磷(毫克)	210
	钾(毫克)	323
	钠(毫克)	64
	铜(毫克)	0.26
	镁(毫克)	51
	锌(毫克)	1.6
	硒(微克)	7.73
胆固醇(毫克)		106
膳食纤维(克)		0

维生素

维生素A(微克)	维生素B_1(毫克)	维生素B_2(毫克)	维生素B_6(毫克)	维生素B_{12}(微克)	维生素C(毫克)
0	0.02	0.2	0.33	2.12	0

维生素D(毫克)	维生素E(毫克)	生物素(微克)	维生素K(微克)	维生素P(微克)	胡萝卜素(毫克)
250	1.77	16	0	0	0

（注：焦耳是现在使用的热量国际标准单位，但是千卡作为热量单位更为人们所熟知，故本书全文统一使用千卡来标注热量值。1千卡=4.18千焦。）

黑芝麻

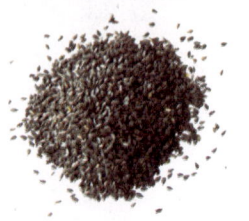

【保健功效】

- 强体抗癌
- 延缓衰老
- 防治贫血
- 补钙壮骨
- 增强记忆力
- 护肤美肤

别名：胡麻

性味归经：味甘、咸，性平，归肝、肾经。

营养功效：滋补肝肾、生津润肠、润肤护发、抗衰祛斑、明目通乳。

【人群宜忌】

宜

- 儿童、中老年人宜食用黑芝麻。
- 贫血、发质差、皮肤干燥、高血压者宜食用黑芝麻。

【食法宜忌】

宜

- 黑芝麻仁外面有一层稍硬的膜，碾碎后人体才能吸收到其中的营养，所以整粒的黑芝麻应加工后再食用。
- 将黑芝麻制成糊可以更加有效地吸收维生素 E 和亚油酸等成分。

- 选购要诀 以色泽黑且亮、颗粒均匀饱满者为佳。
- 保存须知 干燥后密封于容器内再放入冰箱内冷藏为好。

黑芝麻红枣粥

原材料

| 黑芝麻20克 | 粳米150克 | 红枣8颗 | 白糖30克 | 冷水1500毫升 |

制作过程

1. 黑芝麻下入锅中,用小火炒香,研成粉末,备用。
2. 粳米洗净,用冷水浸泡半小时,捞出,沥干水分;红枣洗净去核。
3. 锅中加入约1500毫升冷水,放入粳米和红枣,先用旺火烧沸,然后改用小火熬煮,待米粥烂熟时,调入黑芝麻粉及白糖,再稍煮片刻即可。

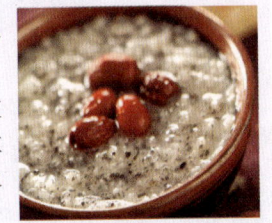

【注解】

芝麻富含多种营养成分,经常食用还可预防多种疾病、延缓衰老。《本草纲目》中称"服(黑芝麻)至百日,能除一切痼疾。一年面光泽不饥,二年白发返黑,三年齿落更生"。

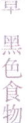

营养素(每百克的含量)

三大营养素	热量(千卡)	531
	蛋白质(克)	19
	脂肪(克)	46.1
	碳水化合物(克)	10.3
矿物质	钙(毫克)	780
	铁(毫克)	22.7
	磷(毫克)	530
	钾(毫克)	140
	钠(毫克)	8.3
	铜(毫克)	0.26
	镁(毫克)	202
	锌(毫克)	6.24
	硒(微克)	4.06
胆固醇(毫克)		0
膳食纤维(克)		14

维生素

维生素A(微克)	维生素B_1(毫克)	维生素B_2(毫克)	维生素B_6(毫克)	维生素B_{12}(微克)	维生素C(毫克)
0	0.66	0.2	0		0

维生素D(毫克)	维生素E(毫克)	生物素(微克)	维生素K(微克)	维生素P(微克)	胡萝卜素(毫克)
0	50.4	110			0.19

(**注**:焦耳是现在使用的热量国际标准单位,但是千卡作为热量单位更为人们所熟知,故本书全文统一使用千卡来标注热量值。1千卡=4.18千焦。)

黑米

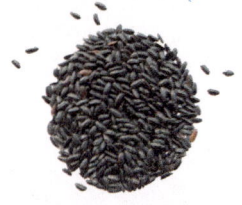

【保健功效】

- 抗癌抗过敏
- 防治动脉硬化
- 补血
- 抗衰老
- 防治便秘
- 滋补强身

别名：血糯米

性味归经：性平，味甘，归脾、胃经。

营养功效：滋阴补肾、健脾益肝、明目活血。

【人群宜忌】

宜

- 少年白发、妇女产后虚弱以及贫血、肾虚者宜食用黑米。

忌

- 消化功能较弱的孩子和老弱病者慎食黑米。
- 病后消化能力弱者不要急于食黑米，可先以紫米调养。

【食法宜忌】

忌

- 不宜吃未煮烂的黑米，以免引起急性肠胃炎。
- 服用四环素类药物时不宜食用黑米。

- 选购要诀　看外观：优质黑米有光泽，米粒大小均匀，无爆腰，少碎米，无虫，无杂质。闻气味：优质黑米具有正常的清香味，无其他异味。
- 保存须知　置于低温干燥处贮存。

黑米党参山楂粥

原材料

黑米	党参	山楂	冰糖	冷水
100克	15克	10克	10克	1200毫升

制作过程

① 黑米洗净，用冷水浸泡3小时。
② 党参、山楂洗净切片。
③ 锅内加入冷水，将黑米、山楂片、党参片放入，先用旺火烧沸，然后转小火煮45分钟，待米粥熟烂，调入冰糖即可。

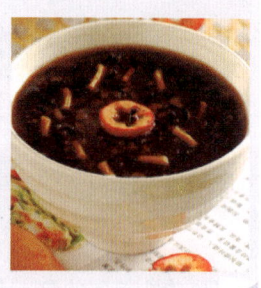

【注解】

　　黑米具有许多特殊的营养功效，多食可以预防疾病、增进健康。用黑米熬制的米粥清香油亮、软糯适口，因其营养丰富，滋补效果较佳，被人们称为"补血米""长寿米"。

营养素（每百克的含量）

	热量(千卡)	339
三大营养素	蛋白质(克)	14.3
	脂肪(克)	2.2
	碳水化合物(克)	70.8
矿物质	钙(毫克)	12
	铁(毫克)	1.6
	磷(毫克)	179
	钾(毫克)	256
	钠(毫克)	7.1
	铜(毫克)	0.15
	镁(毫克)	147
	锌(毫克)	3.8
	硒(微克)	3.2
胆固醇(毫克)		0
膳食纤维(克)		2.8

维生素

维生素A(微克)	维生素B_1(毫克)	维生素B_2(毫克)	维生素B_6(毫克)	维生素B_{12}(微克)	维生素C(毫克)
0	0.33	0.13	0.54	104	32

维生素D(毫克)	维生素E(毫克)	生物素(微克)	维生素K(微克)	维生素P(微克)	胡萝卜素(毫克)
0	0.22	270	0	0	3.87

（**注**：焦耳是现在使用的热量国际标准单位，但是千卡作为热量单位更为人们所熟知，故本书全文统一使用千卡来标注热量值。1千卡=4.18千焦。）

黑木耳

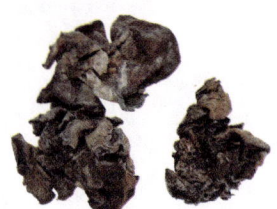

【保健功效】

- 防癌抗癌
- 防治心脑血管疾病
- 清肠排异物
- 延缓衰老

别名： 木蛾、树鸡

性味归经： 性平，味甘，归肺、胃、肝经。

营养功效： 清肺益气、凉血补血、活血化瘀、镇静止痛。

【人群宜忌】

宜

- 身体虚弱者、中老年人宜经常食用黑木耳。
- 癌症、高血压、冠心病、动脉硬化患者宜经常食用黑木耳。
- 矿工、纺织工人、化工厂工人宜经常食用黑木耳。

【食法宜忌】

宜

- 干黑木耳在烹调前应用洁净的温水泡发。

忌

- 黑木耳泡发后仍然紧缩在一起的部分不宜食用。
- 鲜木耳含有毒素，不可食用。

- 选购要诀 优质干黑木耳又薄又脆,手抓易碎,颜色自然,正面黑而似乎透明,反面发白,似有一层绒毛附在上面。
- 保存须知 置于通风透气、干燥阴凉处,避免阳光照射,避免重物挤压。

黑木耳炒牛百叶

原材料

| 黑木耳 250克 | 牛百叶 150克 | 料酒 15克 | 红、绿尖椒 适量 |

制作过程

❶ 将黑木耳用温水发透,去杂质,撕成瓣状;牛百叶切块;红、绿尖椒去籽后切成块;姜切片、葱切段待用。

❷ 用沸水将木耳和红、绿尖椒焯一下,捞起。

❸ 锅内放少许植物油,加姜片炒香,下入全部原料及调料炒2分钟,撒味精,用淀粉勾薄芡即可。

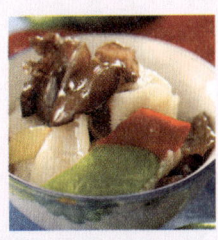

【注解】

黑木耳脆嫩可口、味道鲜美,营养极为丰富,并具有很高的医疗保健价值,有"素中之荤"的美誉,曾是古代帝王独享之佳品。

营养素(每百克的含量)

三大营养素	热量(千卡)	205
	蛋白质(克)	12.4
	脂肪(克)	1.2
	碳水化合物(克)	36.2
矿物质	钙(毫克)	247
	铁(毫克)	97.4
	磷(毫克)	292
	钾(毫克)	773
	钠(毫克)	7.1
	铜(毫克)	0.32
	镁(毫克)	152
	锌(毫克)	1.66
	硒(微克)	3.72
胆固醇(毫克)		0
膳食纤维(克)		33.4

维生素

维生素A(微克)	维生素B_1(毫克)	维生素B_2(毫克)	维生素B_6(毫克)	维生素B_{12}(微克)	维生素C(毫克)
17	0.17	0.44	0.1	4	5

维生素D(毫克)	维生素E(毫克)	生物素(微克)	维生素K(微克)	维生素P(微克)	胡萝卜素(毫克)
440	11.34	0	320	0	0.1

(**注**:焦耳是现在使用的热量国际标准单位,但是千卡作为热量单位更为人们所熟知,故本书全文统一使用千卡来标注热量值。1千卡=4.18千焦。)

海带

【保健功效】

- 排毒防癌
- 保护血管
- 防治甲状腺肿
- 调节内分泌
- 治疗水肿

别名：江白菜、昆布

性味归经：性寒，味咸，归肝、胃、肾经。

营养功效：软坚散结、消痰平喘、通行利水、去脂降压。

【人群宜忌】

宜

- 水肿、脚气、肺病初期、甲状腺肿大、心血管疾病患者宜常食海带。
- 乳腺增生并伴有体胖、内分泌失调的妇女宜常食海带。

忌

- 孕妇和乳母不宜多食用海带。

【食法宜忌】

宜

- 烹制海带前应先用清水浸泡2～3小时，中间换1～2次水，同时不要除去附着在海带上的"白霜"。

● 选购要诀 以叶宽厚、色浓绿、无枯叶黄叶者为上品。

● 保存须知 干海带宜用塑料袋或纸袋包装好后置于通风干燥处保存。

海带鱼头汤▼

原材料

| 海带200克 | 鱼头1个 | 料酒少许 | 姜少许 | 葱少许 |

制作过程

❶ 将海带用清水浸泡，洗去泥沙，切成细丝；姜切片，葱切段。
❷ 将鱼头去鳃，剁成小块。
❸ 将海带、料酒、鱼头、姜、葱一同放入炖锅内，加水适量，用旺火烧沸。
❹ 改小火炖煮35分钟，加入盐、味精、胡椒粉、香油调味即成。

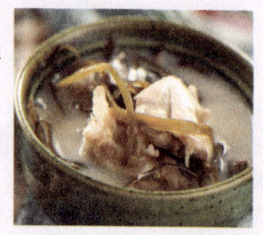

【注解】

　　海带富含膳食纤维和微量元素碘等营养物质，其食疗价值很高，尤其在预防中老年疾病方面效果突出。因此，海带也有"长寿菜"的美誉。

营养素（每百克的含量）

	热量(千卡)	64
三大营养素	蛋白质(克)	1.8
	脂肪(克)	0.1
	碳水化合物(克)	17.3
矿物质	钙(毫克)	348
	铁(毫克)	4.7
	磷(毫克)	52
	钾(毫克)	1.338
	钠(毫克)	327.4
	铜(毫克)	0.14
	镁(毫克)	129
	锌(毫克)	0.97
	硒(微克)	5.84
胆固醇(毫克)		0
膳食纤维(克)		6.1

维生素

维生素A(微克)	维生素B_1(毫克)	维生素B_2(毫克)	维生素B_6(毫克)	维生素B_{12}(微克)	维生素C(毫克)
40	0.40	0.23	0.07	0	0

维生素D(毫克)	维生素E(毫克)	生物素(微克)	维生素K(微克)	维生素P(微克)	胡萝卜素(毫克)
0	0.85		74		0.24

（**注**：焦耳是现在使用的热量国际标准单位，但是千卡作为热量单位更为人们所熟知，故本书全文统一使用千卡来标注热量值。1千卡=4.18千焦。）

海参

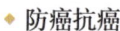

- 防癌抗癌
- 保护血管
- 补血壮骨
- 延缓衰老

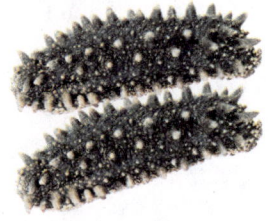

别名：海鼠、刺参

性味归经：性温，味甘、咸，归心、肾经。

营养功效：补肾益精、壮阳疗痿、润燥通便。

【人群宜忌】

宜

- 营养不良、病后产后体虚者及老年人宜食用海参。
- 肾阳不足、阳痿遗精、小便频繁者宜食用海参。

忌

- 感冒、咳痰、气喘、腹泻、急性肠炎患者忌食海参。

【食法宜忌】

忌

- 泡发海参时，切莫沾染油脂、碱、盐。
- 发好的海参不能再冷冻，因而一次不宜发得太多。
- 海参不宜与甘草同食。

● 选购要诀 优质海参的参体大，个头整齐均匀，有光泽；干海参的干度足，水发量大；泡发海参的形体完整，肉质肥厚，肉刺齐全，开口端正。

● 保存须知 泡发好的海参不宜冷藏保存，最好现买现吃；干海参在低温、干燥的环境下可长时间保存。

黄鱼海参羹

原材料

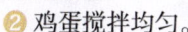

| 水发海参 80克 | 大黄鱼肉 100克 | 火腿 10克 | 鸡蛋 2只 | 高汤 300克 |

制作过程

❶ 大黄鱼肉及水发海参切成小方厚片，火腿切末，放入蒸锅内蒸熟。

❷ 鸡蛋搅拌均匀。

❸ 锅放入油，烧至五成热，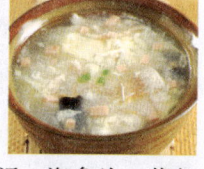放入葱末爆香，加入料酒、高汤、海参片、黄鱼片及胡椒粉，烧沸后放入盐、味精略煮，缓缓倒入鸡蛋，待各食材熟透时倒入湿淀粉勾稀芡，倒入碗中，淋上大油，撒上火腿末即可。

【注解】

海参肉质细嫩、富有弹性、鲜美爽口，是典型的高蛋白、低脂肪、低胆固醇的食疗佳品，保健价值极高，列海产"八珍"之首。

营养素（水浸每百克的含量）

	热量(千卡)	24
三大营养素	蛋白质(克)	6
	脂肪(克)	0.2
	碳水化合物(克)	0.9
矿物质	钙(毫克)	240
	铁(毫克)	0.6
	磷(毫克)	28
	钾(毫克)	43
	钠(毫克)	502.9
	铜(毫克)	50
	镁(毫克)	149
	锌(毫克)	0.63
	硒(微克)	63.93
胆固醇(毫克)		51
膳食纤维(克)		0

维生素

维生素A(微克)	维生素B_1(毫克)	维生素B_2(毫克)	维生素B_6(毫克)	维生素B_{12}(微克)	维生素C(毫克)
11	0.03	0.04	0.04	2.3	0

维生素D(毫克)	维生素E(毫克)	生物素(微克)	维生素K(微克)	维生素P(微克)	胡萝卜素(毫克)
0	3.14	0	0	0	0

（注：焦耳是现在使用的热量国际标准单位，但是千卡作为热量单位更为人们所熟知，故本书全文统一使用千卡来标注热量值。1千卡=4.18千焦。）

葡萄

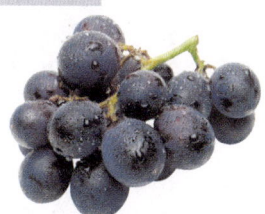

【保健功效】

- 活血护心
- 补血补铁
- 延缓衰老
- 帮助消化
- 强身健体

别名：蒲桃、山葫芦

性味归经：性平，味甘，归肺、脾、胃经。

营养功效：滋肝肾、生津液、强筋骨、补益气血、通利小便。

【人群宜忌】

宜
- 适合儿童、妇女、体弱、贫血、消化能力弱者食用。
- 高血压、水肿、神经衰弱患者宜经常食用。

忌
- 胃酸过多者、糖尿病患者应少食或不食葡萄。

【食法宜忌】

宜
- 吃葡萄时应尽量连皮一起吃。

忌
- 吃葡萄后不能立刻喝水，否则很容易发生腹泻。

- 选购要诀 以果串大、果粒饱满、外有白霜者品质最佳,干柄、皱皮、掉粒者质次;成熟度适中的果粒颜色较深、色泽鲜艳。

- 保存须知 用保鲜袋密封后放入冰箱内冷藏,可保存2～3天,但最好还是现买现吃。

葡萄芦笋苹果汁

【原材料】

葡萄	芦笋	苹果	冰块
20颗	2根	1/2个	4块

【制作过程】

❶ 葡萄洗净,去皮去子;苹果洗净后去核去皮,切成小块;芦笋洗净,切段。
❷ 上述蔬果放进榨汁机中榨取汁液。
❸ 将冰块放入杯中,倒入蔬果汁调匀,即可直接饮用。

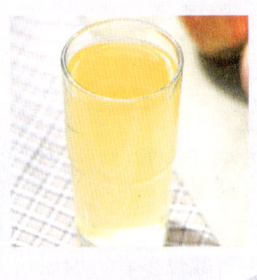

【注解】

葡萄以紫葡萄最为常见,且营养价值也较高。紫葡萄色泽诱人、酸甜适口、水分多,富含葡萄糖和其他营养成分,因此又有"植物奶"的美称。

营养素（每百克的含量）

	热量(千卡)	43
三大营养素	蛋白质(克)	0.5
	脂肪(克)	2
	碳水化合物(克)	9.9
矿物质	钙(毫克)	5
	铁(毫克)	0.4
	磷(毫克)	7
	钾(毫克)	124
	钠(毫克)	1.3
	铜(毫克)	0.1
	镁(毫克)	6
	锌(毫克)	20
	硒(微克)	0.5
胆固醇(毫克)		0
膳食纤维(克)		0.4

维生素

维生素A(微克)	维生素B_1(毫克)	维生素B_2(毫克)	维生素B_6(毫克)	维生素B_{12}(微克)	维生素C(毫克)
5	0.04	0.02	0.4	0	25

维生素D(毫克)	维生素E(毫克)	生物素(微克)	维生素K(微克)	维生素P(微克)	胡萝卜素(毫克)
0	0.7	44		0	0.13

（**注**：焦耳是现在使用的热量国际标准单位，但是千卡作为热量单位更为人们所熟知，故本书全文统一使用千卡来标注热量值。1千卡=4.18千焦。）

茄子

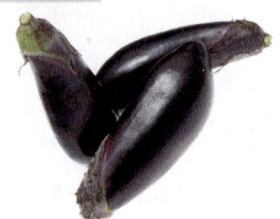

【保健功效】

- 防癌抗癌
- 降胆固醇
- 保护血管
- 延缓衰老
- 防治便秘

别名：矮瓜、紫茄

性味归经：性寒，味苦，归脾、胃、大肠经。

营养功效：散瘀止血、消肿止痛、治疗寒热、祛风通络。

【人群宜忌】

宜

- 中老年人，便秘、高血压、高胆固醇血症患者宜多食茄子。

忌

- 体弱、胃寒者不宜多食茄子。
- 孕妇及皮肤病患者应忌食茄子。

【食法宜忌】

宜

- 用油炸茄子时会破坏维生素P，挂糊上浆后再炸制可以有效减少这种损失。
- 茄子宜连皮食用，因为茄子皮中富含营养成分。

● 选购要诀 以果实形状直且匀称、肥硕,果皮新鲜无伤而有光泽者为佳。

● 保存须知 鲜茄子可置于通风、阴凉处短期保存。

怪味茄子

原材料

| 茄子 | 香菜 | 白糖 | 蚝油 |
| 300克 | 50克 | 10克 | 15克 |

制作过程

❶ 将茄子洗净切成条。
❷ 锅置火上倒入油,油热后将茄子炸熟捞出。
❸ 锅内留油,放入干辣椒煸出香味,加入葱丝、姜丝、蒜泥、醋、白糖、鸡精、蚝油、酱油搅匀熬至起泡,出锅倒在茄子上,撒上胡椒粉、香菜即可。

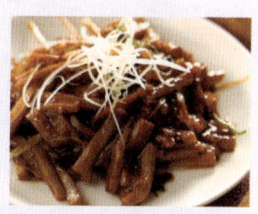

【注解】

茄子肉质柔软,食法多样,味美可口,老幼皆宜,是夏秋季节的上好食品。同时,茄子中还富含营养物质,维生素P的含量尤其高,它对维护中老年人的健康大有裨益。因此,有人把茄子誉为"老年病的克星"。

营养素(每百克的含量)

三大营养素	热量(千卡)	23
	蛋白质(克)	0.8
	脂肪(克)	0.3
	碳水化合物(克)	4
矿物质	钙(毫克)	24
	铁(毫克)	0.4
	磷(毫克)	19
	钾(毫克)	152
	钠(毫克)	11.3
	铜(毫克)	0.1
	镁(毫克)	13
	锌(毫克)	0.23
	硒(微克)	0.48
胆固醇(毫克)		0
膳食纤维(克)		1.3

维生素

维生素A(微克)	维生素B_1(毫克)	维生素B_2(毫克)	维生素B_6(毫克)	维生素B_{12}(微克)	维生素C(毫克)
30	0.03	0.03	60	0	8

维生素D(毫克)	维生素E(毫克)	生物素(微克)	维生素K(微克)	维生素P(微克)	胡萝卜素(毫克)
0	0.02	0	9	700	40

(**注**:焦耳是现在使用的热量国际标准单位,但是千卡作为热量单位更为人们所熟知,故本书全文统一使用千卡来标注热量值。1千卡=4.18千焦。)

黑麦

【保健功效】

- 预防癌症
- 延缓衰老
- 降压降脂
- 预防糖尿病
- 促进发育
- 护齿壮骨

别名：裸麦

性味归经：性平，味甘，归肾、脾、心经。

营养功效：利湿消肿、解毒。

【人群宜忌】

宜

- 容易疲劳者应该多吃黑麦制品。
- 因缺乏糖分而经常头晕目眩者宜多吃黑麦食物。

忌

- 类风湿患者忌食黑麦食物。

【食法宜忌】

宜

- 产妇如果想下奶，可以多喝一些黑麦汁。

忌

- 不要食用高温烘焙或煎炸的黑麦面包干，其中可能含有致癌物质。

● 选购要诀　黑麦面包以体积适中，外形完整，颜色均匀，表面呈棕褐色，没有条纹和花斑，颗粒大小一致，气孔细小呈拉长形为最佳。

● 保存须知　黑麦面包最好现买现吃。

黑麦面包▼

原材料

| 黑麦粉 | 温水 | 小麦粉 | 黄油 | 干酵母 |
| 500克 | 250毫升 | 500克 | 250克 | 适量 |

制作过程

1. 酵母溶于温水中，除黄油以外的其他材料放在一起，揉成面团，再将黄油加入，慢慢揉进面团。
2. 将面团蒙上保鲜膜，发酵至原来的2.5～3倍，取出滚圆，蒙上保鲜膜松弛15分钟后，放到烤盘上二次发酵至原来2～2.5倍。
3. 用刀在发酵后的面团顶部划4刀，撒上黑麦粉。
4. 烤箱预热200℃，放入烤箱烘烤22分钟左右即可。

【注解】

黑麦营养价值卓越，富含多种特殊保健成分。科学研究表明，黑麦具有促进健康、预防癌症和心血管疾病等功效。

营养素(每百克的含量)

		热量(千卡)	259
三大营养素		蛋白质(克)	8.5
		脂肪(克)	1
		碳水化合物(克)	50.8
矿物质		钙(毫克)	75
		铁(毫克)	1.5
		磷(毫克)	88
		钾(毫克)	92
		钠(毫克)	457
		铜(毫克)	0.17
		镁(毫克)	24
		锌(毫克)	0.49
		硒(微克)	19.9
胆固醇(毫克)			0
膳食纤维(克)			0.1

维生素

维生素A(微克)	维生素B_1(毫克)	维生素B_2(毫克)	维生素B_6(毫克)	维生素B_{12}(微克)	维生素C(毫克)
0	0.13	10	0	0	0

维生素D(毫克)	维生素E(毫克)	生物素(微克)	维生素K(微克)	维生素P(微克)	胡萝卜素(毫克)
0	0.88	0	0	0	0

（注：焦耳是现在使用的热量国际标准单位，但是千卡作为热量单位更为人们所熟知，故本书全文统一使用千卡来标注热量值。1千卡=4.18千焦。）

乌梅

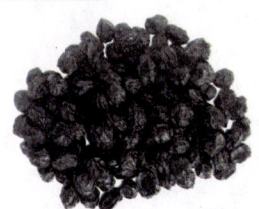

【保健功效】

- 护肝保肝
- 促进食欲
- 清除蛔虫
- 杀菌抑菌
- 防治便秘
- 抗老抗衰

别名：梅实、酸梅

性味归经：味酸，性平，归肝、脾、肺、大肠经。

营养功效：收敛生津、消肿、敛肺、驱虫、疗癣。

【人群宜忌】

宜
- 胃酸缺乏、食欲缺乏、消化不良者宜食用乌梅。
- 肝病、胆道蛔虫、慢性肠道疾病患者宜食用乌梅。

忌
- 胃酸过多者，妇女月经期及孕妇产前、产后不宜食用乌梅。

【食法宜忌】

宜
- 食用乌梅后可咀嚼一些核桃肉，能减少对牙齿的伤害。乌梅每次吃3颗左右为宜，多则伤牙。

- 选购要诀 以肉质柔软、色乌黑、核坚硬者为佳。
- 保存须知 装入瓷罐内密封，置于阴凉、干燥处贮存。

乌梅粥

原材料

| 粳米 100克 | 乌梅 30克 | 冰糖 15克 | 冷水 适量 |

制作过程

1. 乌梅洗净，去核。
2. 粳米洗净，用冷水浸泡半小时。
3. 锅中加入适量冷水，放入乌梅，煮沸约15分钟。
4. 将粳米放入乌梅汤中，先用旺火烧沸，再改用小火熬煮成粥，加入冰糖拌匀即可。

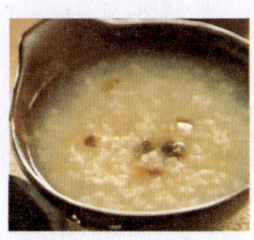

【注解】

乌梅为青梅的加工熏制品，外表呈黑褐色，扁圆形或不规则球形，表面多皱缩、凹凸不平。乌梅中含有大量酸性物质，不但可以食用，还可以做药材，能够防治许多疾病，更是生津解暑的上佳果品。

营养素(每百克的含量)

	热量(千卡)	210
三大营养素	蛋白质(克)	6.5
	脂肪(克)	2.3
	碳水化合物(克)	42.5
矿物质	钙(毫克)	67
	铁(毫克)	0.1
	磷(毫克)	18
	钾(毫克)	256
	钠(毫克)	0
	铜(毫克)	0
	镁(毫克)	0
	锌(毫克)	0
	硒(微克)	0
胆固醇(毫克)		0
膳食纤维(克)		35

维生素

维生素A(微克)	维生素B_1(毫克)	维生素B_2(毫克)	维生素B_6(毫克)	维生素B_{12}(微克)	维生素C(毫克)
0	60	0.26	0	0	3

维生素D(毫克)	维生素E(毫克)	生物素(微克)	维生素K(微克)	维生素P(微克)	胡萝卜素(毫克)
0	0	0	0	0	0

(**注:** 焦耳是现在使用的热量国际标准单位,但是千卡作为热量单位更为人们所熟知,故本书全文统一使用千卡来标注热量值。1千卡=4.18千焦。)

泥鳅

【保健功效】

- 保护血管
- 养肾生精
- 补钙壮骨
- 补血补铁
- 抗衰消炎

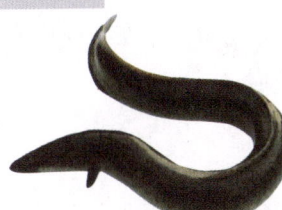

别名：河鳅、鳅鱼

性味归经：性平，味甘，归脾、肝经。

营养功效：补中益气、祛邪除湿、养肾生精、祛毒除痔。

【人群宜忌】

宜
- 儿童、老人、孕妇及哺乳期妇女宜食用泥鳅。

忌
- 阴虚火盛者忌食。

【食法宜忌】

宜
- 将泥鳅烹制成汤，可以更好地吸收钙质。
- 烹饪泥鳅之前，先将其放在清水中养2~3天，可使其吐尽泥沙。

忌
- 泥鳅忌与狗肉同食。

选购要诀 选购活泥鳅,以体形粗壮、体表较滑,对外界刺激反应快者为佳。

保存须知 将活泥鳅放清水中养几天,待其吐尽泥沙后再放入合适的容器内。

泥鳅豆腐汤

原材料

| 活泥鳅 250克 | 豆腐 350克 | 高汤 200克 | 大油 30克 | 干红椒 适量 |

制作过程

❶ 将活泥鳅放在水盆内养2天,并且换水数次,使其将肚内的泥土、污物吐尽;豆腐切成方块。

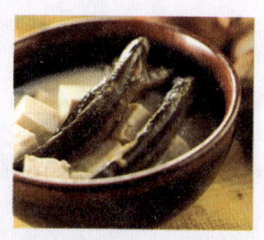

❷ 将锅置于旺火上,放入大油烧热,用葱末、姜末、蒜片炝锅,添入高汤,加入酱油、干红椒、盐、料酒、醋,炖半小时后凉凉,再放入泥鳅和豆腐块,盖上锅盖,开锅后焖20分钟左右,掀开锅盖放上味精即可。

【注解】

泥鳅是一种高蛋白、低脂肪食品,为膳食珍馐、大补之物,素有"水中人参"的美誉。

营养素(每百克的含量)

	热量(千卡)	96
三大营养素	蛋白质(克)	17.9
	脂肪(克)	2
	碳水化合物(克)	1.7
矿物质	钙(毫克)	299
	铁(毫克)	2.9
	磷(毫克)	302
	钾(毫克)	0
	钠(毫克)	74.8
	铜(毫克)	0
	镁(毫克)	0
	锌(毫克)	2.76
	硒(微克)	25.3
胆固醇(毫克)		136
膳食纤维(克)		0

维生素

维生素A(微克)	维生素B_1(毫克)	维生素B_2(毫克)	维生素B_6(毫克)	维生素B_{12}(微克)	维生素C(毫克)
14	0.1	0.33	0	0	0

维生素D(毫克)	维生素E(毫克)	生物素(微克)	维生素K(微克)	维生素P(微克)	胡萝卜素(毫克)
0	0.79	0	0	0	0

(**注**:焦耳是现在使用的热量国际标准单位,但是千卡作为热量单位更为人们所熟知,故本书全文统一使用千卡来标注热量值。1千卡=4.18千焦。)

紫菜

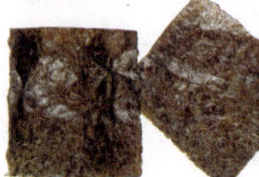

【保健功效】

- 排毒抗癌
- 预防心脑血管疾病
- 防治甲状腺肿大
- 治疗水肿
- 增强记忆
- 护目润肤

别名：索菜、紫英

性味归经：性凉，味甘、咸，归肺经。

营养功效：软坚、化痰、清热、利尿、补肾、养心。

【人群宜忌】

宜

- 甲状腺肿大、心血管疾病患者及电脑操作员等用眼多的人宜经常食用紫菜。

忌

- 服用长效避孕药的女性应少食紫菜。
- 脾胃虚寒、腹痛便秘者应忌食紫菜。

【食法宜忌】

宜

- 烹饪紫菜时宜采用油炸或油炒的方法。

忌

- 紫菜每次不宜食用太多，以免引起腹胀、腹痛。

● 选购要诀　优质紫菜的表面有光泽，叶片薄而均匀，呈紫褐色或紫红色。

● 保存须知　干紫菜宜用塑料袋或纸袋包装好后置于通风干燥处保存。

豆苗紫菜虾仁汤

原材料

| 紫菜适量 | 虾仁适量 | 香油适量 | 酱油适量 | 豌豆苗50克 |

制作过程

1. 豌豆苗去根洗净，切成段。
2. 炒锅置火上，倒入清水，加酱油和盐煮开，然后将紫菜、虾仁放入汤中，再开锅时，撒入豌豆苗，加香油、味精调味即可。

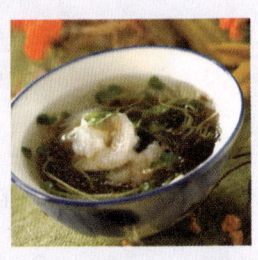

【注解】

紫菜不仅味道鲜美，而且含有大量的膳食纤维、多种维生素和微量元素，尤其是碘的含量很高，历来用于治疗因缺碘而引起的甲状腺肿大。由于紫菜的营养价值和药用价值都很高，所以又被称为"神仙菜"。

营养素（每百克的含量）

三大营养素	热量(千卡)	216
	蛋白质(克)	28.2
	脂肪(克)	1.1
	碳水化合物(克)	22.5
矿物质	钙(毫克)	264
	铁(毫克)	54.9
	磷(毫克)	350
	钾(毫克)	1640
	钠(毫克)	365.6
	铜(毫克)	1.68
	镁(毫克)	105
	锌(毫克)	2.3
	硒(微克)	7.22
胆固醇(毫克)		0
膳食纤维(克)		27.3

维生素

维生素A(微克)	维生素B_1(毫克)	维生素B_2(毫克)	维生素B_6(毫克)	维生素B_{12}(微克)	维生素C(毫克)
228	0.27	1.02	60	0	2

维生素D(毫克)	维生素E(毫克)	生物素(微克)	维生素K(微克)	维生素P(微克)	胡萝卜素(毫克)
0	1.82		110	0	1.37

（**注**：焦耳是现在使用的热量国际标准单位，但是千卡作为热量单位更为人们所熟知，故本书全文统一使用千卡来标注热量值。1千卡=4.18千焦。）

黑枣

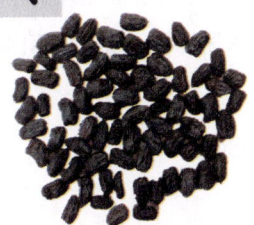

【保健功效】

- 防衰抗癌
- 降压降糖
- 保护血管
- 补血壮骨

别名：软枣、牛奶枣

性味归经：性温，味甘，归脾、胃、心、肾经。

营养功效：补肾、养胃、填髓。

【人群宜忌】

宜

- 孕妇、中老年人宜经常食用黑枣。
- 身体虚弱、贫血、高血压、糖尿病患者宜经常食用黑枣。

【食法宜忌】

宜

- 黑枣用来炖鸡、熬粥，味美且营养利用率高。

忌

- 黑枣不宜空腹或过量食用，因其含有丰富的鞣酸和果胶，与胃酸相遇后就会凝集，并与食物残渣聚集形成不溶于水的团块，从而导致肠梗阻。

- 选购要诀 质好的黑枣颗大均匀、顶圆蒂方，表面皱纹细浅，皮色乌亮，无虫蛀、破损现象等。

- 保存须知 将黑枣装入保鲜袋后放入冰箱内冷藏，可保存10天左右。

黑枣牛奶冻

原材料

| 鲜奶400克 | 黑枣数粒 | 肉桂粉少许 | 砂糖55克 | 玉米淀粉55克 |

制作过程

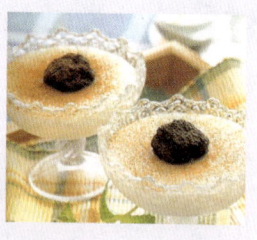

① 黑枣、砂糖、水混合后入蒸锅，蒸熟放冷；鲜奶加热至50～60℃。

② 砂糖、玉米淀粉、香草精以及少许食盐拌匀，冲入牛奶，一边快速搅拌，一边继续加热至沸，关火，倒入模型降温，入冰箱冷冻。

③ 将蒸好的黑枣摆在牛奶冻上，撒上肉桂粉即成。

【注解】

黑枣富含膳食纤维和多种微量元素，有"营养仓库"之称。黑枣具有很高的药用价值，常食有补中益气、补血、壮骨、降压等功效。

营养素（每百克的含量）

	热量(千卡)	228
三大营养素	蛋白质(克)	1.7
	脂肪(克)	0.3
	碳水化合物(克)	54.7
矿物质	钙(毫克)	108
	铁(毫克)	102
	磷(毫克)	63
	钾(毫克)	478
	钠(毫克)	6.3
	铜(毫克)	0.21
	镁(毫克)	32
	锌(毫克)	0.44
	硒(微克)	0.53
胆固醇(毫克)		0
膳食纤维(克)		2.6

维生素

维生素A(微克)	维生素B_1(毫克)	维生素B_2(毫克)	维生素B_6(毫克)	维生素B_{12}(微克)	维生素C(毫克)
7	0	0	0	0	0

维生素D(毫克)	维生素E(毫克)	生物素(微克)	维生素K(微克)	维生素P(微克)	胡萝卜素(毫克)
0	1.88	0	0	0	0.04

（**注**：焦耳是现在使用的热量国际标准单位，但是千卡作为热量单位更为人们所熟知，故本书全文统一使用千卡来标注热量值。1千卡=4.18千焦。）

豆豉

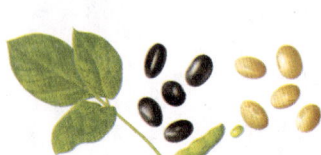

【保健功效】

- 防癌抗癌
- 预防心血管疾病
- 预防脑血管疾病
- 控制血糖
- 促进食欲
- 排毒养颜

别名：幽菽

性味归经：性微温，味辛、甘、微苦，归肺、胃经。

营养功效：解表清热、透疹解毒。

【人群宜忌】

宜

- 食欲不振者和更年期妇女宜食用豆豉。
- 糖尿病患者和心血管病患者宜食用豆豉。

【食法宜忌】

忌

- 每次以40克左右为宜，过多食用会导致舌干口渴。

选购要诀 以豆瓣完整、颜色乌黑、色泽鲜亮者为佳。

保存须知 装在密封容器里，置于阴凉、干燥处，可保存1年以上。

豆豉草鱼 ▼

原材料

- 草鱼 400克
- 味精 2克
- 盐 5克
- 红辣椒 50克
- 淡豆豉 25克
- 葱段 10克
- 蒜末 5克
- 老抽 5毫升
- 马蹄粉 7克
- 花生油 80克

制作过程

❶ 草鱼切段,用盐、胡椒粉、香油拌匀,拍上干淀粉。

❷ 炒锅中加入花生油上火,烧热后下草鱼,炸至身硬,去油,随即放入蒜末、姜末、淡豆豉、红辣椒末、葱段炒匀,再放入鲜汤、味精,放入湿马蹄粉勾芡即成。

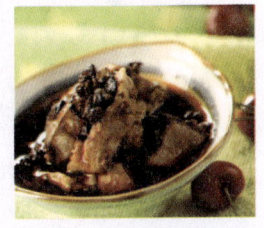

【注解】

豆豉不仅味美可口,而且营养丰富,据现代营养学研究证明,豆豉的营养功效几乎与牛肉相当,经常食用对人体健康非常有利,因此被称为"调味之王"。

营养素(每百克的含量)

	热量(千卡)	244
三大营养素	蛋白质(克)	25.1
	脂肪(克)	0
	碳水化合物(克)	34.8
矿物质	钙(毫克)	29
	铁(毫克)	3.7
	磷(毫克)	245
	钾(毫克)	611
	钠(毫克)	359.4
	铜(毫克)	1.16
	镁(毫克)	77
	锌(毫克)	4.01
	硒(微克)	9.72
胆固醇(毫克)		0
膳食纤维(克)		5.9

维生素

维生素A(微克)	维生素B_1(毫克)	维生素B_2(毫克)	维生素B_6(毫克)	维生素B_{12}(微克)	维生素C(毫克)
0	0.02	0.09	0	0	0

维生素D(毫克)	维生素E(毫克)	生物素(微克)	维生素K(微克)	维生素P(微克)	胡萝卜素(毫克)
0	40.69	0	0	0	0

(注:焦耳是现在使用的热量国际标准单位,但是千卡作为热量单位更为人们所熟知,故本书全文统一使用千卡来标注热量值。1千卡=4.18千焦。)

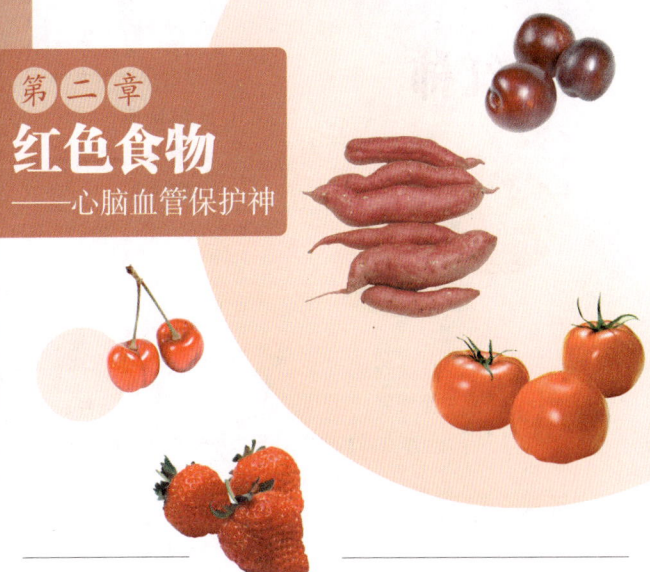

第二章
红色食物
—— 心脑血管保护神

红色食物因为其鲜艳的颜色而备受人们的关注，这些食物的共同特点之一就是含有丰富的 β-胡萝卜素。β-胡萝卜素具有捕捉人体内自由基，参与维生素 A 合成等多种功能，还能增强人体巨噬细胞的活力，起到抗癌、抗感冒的作用。

基础营养素

◆ 红色食品是优质脂肪、蛋白质和氨基酸的重要来源。

◆ 红色食物中维生素及微量元素含量较高，尤其是 β-胡萝卜素及铁元素的含量丰富。

西红柿

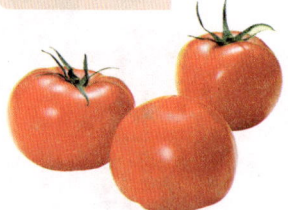

【保健功效】
- 防癌抗癌
- 保护心脑血管
- 养颜美容

别名：番茄、洋柿子

性味归经：性微寒，味甘、酸，归肝、胃、肺经。

营养功效：生津止渴、健胃消食、凉血平肝、清热解毒。

【人群宜忌】

宜

- 肾虚、心脑血管疾病、前列腺炎、性功能障碍患者宜多食西红柿。

忌

- 患有急性胃炎、胃酸过多、痢疾者不宜食用西红柿。

【食法宜忌】

宜

- 烹制西红柿时稍加些醋，则能破坏掉其中的有害物质——番茄碱。

忌

- 青色未熟的西红柿不能吃。

- 选购要诀 以大小适中，色泽饱满，表皮光滑无伤痕者为佳。
- 保存须知 最好现买现吃，避光、室温下保存不能超过3天。西红柿不要放入冰箱冷藏，否则不但不能保鲜，反而易生黑斑，降低营养价值。

西红柿荸荠汁

原材料

| 西红柿 200克 | 荸荠 200克 | 白糖 30克 |

制作过程

① 荸荠洗净，去皮，切碎，放入榨汁机中榨取汁液。
② 西红柿洗净，切碎，也用榨汁机榨成汁。
③ 将西红柿、荸荠的汁液倒在一个杯中混合，加入白糖搅匀即成。

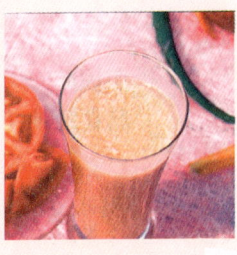

【注解】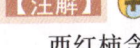

西红柿含有丰富的胡萝卜素、维生素B和维生素C，尤其是维生素P的含量居蔬菜之冠。西红柿的保健功能极佳，在养生、减肥、抗癌等方面有突出贡献，因此有"健康卫士""抗癌之星"的称号。

营养素（每百克的含量）

	热量(千卡)	15
三大营养素	蛋白质(克)	0.9
	脂肪(克)	0.2
	碳水化合物(克)	3.54
矿物质	钙(毫克)	10
	铁(毫克)	0.8
	磷(毫克)	24
	钾(毫克)	191
	钠(毫克)	5
	铜(毫克)	60
	镁(毫克)	9
	锌(毫克)	0.13
	硒(微克)	0.15
胆固醇(毫克)		0
膳食纤维(克)		0.5

维生素

维生素A(微克)	维生素B_1(毫克)	维生素B_2(毫克)	维生素B_6(毫克)	维生素B_{12}(微克)	维生素C(毫克)
92	0.03	0.03	0.08		19

维生素D(毫克)	维生素E(毫克)	生物素(微克)	维生素K(微克)	维生素P(微克)	胡萝卜素(毫克)
0	0.57		4	700	0.55

（注：焦耳是现在使用的热量国际标准单位，但是千卡作为热量单位更为人们所熟知，故本书全文统一使用千卡来标注热量值。1千卡=4.18千焦。）

蛇果

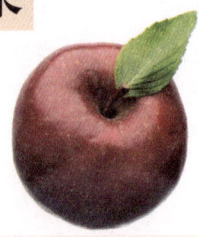

【保健功效】

- 补钾降压
- 健胃润肠
- 护齿美容
- 调理妊娠反应

别名：红元帅

性味归经：性凉，味甘，归脾、胃经。

营养功效：生津止渴、健胃消食、凉血平肝、清热解毒。

【人群宜忌】

宜

- 适于浮肿、高血压、胃肠疾病患者。
- 咳嗽哮喘、咽喉肿痛、声音嘶哑的人宜多食蛇果。

忌

- 蛇果含有大量的糖类和钾盐，心肌梗死、肾病、糖尿病的患者不宜多吃。

【食法宜忌】

宜

- 在食用蛇果时，最好清洗干净后带皮一起吃。
- 饮酒后食用蛇果可以起到解酒的效果。

忌

- 不宜在饭前吃蛇果，以免影响正常的进食及消化。

- 选购要诀　首先要看果实表皮是否光滑无黑斑、硬伤，其次看果蒂是否新鲜。

- 保存须知　短期保存可用纸或塑料袋包裹；长期保存可先将其装入保鲜袋中，扎紧袋口后置于阴凉处，可贮藏数月。

马蹄拱蛇果

原材料

| 蛇果 1个 | 蜜枣 50克 | 马蹄 100克 | 红糖 50克 |

制作过程

① 蛇果去核，切成小瓣；蜜枣洗净；马蹄去皮。
② 取瓦煲，加蛇果、蜜枣、马蹄、红糖，注入适量清水。
③ 把瓦煲置于火炉上，用小火煲约50分钟即可。

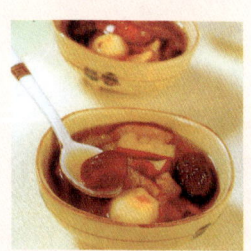

【注解】

　　蛇果在西方膳食理论中备受推崇，许多人每周节食一天，这一天只吃蛇果，号称"蛇果日"。由于蛇果的营养价值和医疗价值都很高，因此被称为"疾病斗士"。

营养素（每百克的含量）

		热量(千卡)	57
三大营养素	蛋白质(克)		0.1
	脂肪(克)		0.3
	碳水化合物(克)		13.4
矿物质	钙(毫克)		5
	铁(毫克)		0.1
	磷(毫克)		11
	钾(毫克)		2
	钠(毫克)		3.1
	铜(毫克)		60
	镁(毫克)		8
	锌(毫克)		10
	硒(微克)		1
胆固醇(毫克)			0
膳食纤维(克)			1.6

维生素

维生素A(微克)	维生素B_1(毫克)	维生素B_2(毫克)	维生素B_6(毫克)	维生素B_{12}(微克)	维生素C(毫克)
0	0.01	0	60	0	2

维生素D(毫克)	维生素E(毫克)	生物素(微克)	维生素K(微克)	维生素P(微克)	胡萝卜素(毫克)
0	1.46	66			0.016

（注：焦耳是现在使用的热量国际标准单位，但是千卡作为热量单位更为人们所熟知，故本书全文统一使用千卡来标注热量值。1千卡=4.18千焦。）

樱桃

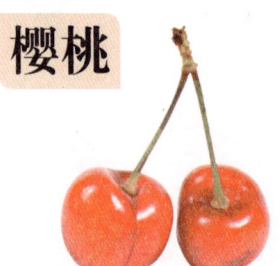

【保健功效】

- 补血益智
- 调血降压
- 祛风杀虫
- 预防麻疹
- 美容养颜
- 健脾和胃

别名：莺桃、荆桃

性味归经：性温，味甘，归脾、胃经。

营养功效：调中益气、健脾和胃、养心宁血、祛风湿。

【人群宜忌】

宜

- 缺铁性贫血患者宜多食樱桃。
- 四肢麻木和风湿性腰腿病患者宜食。

忌

- 幼儿应少食樱桃。
- 便秘、痔疮、喉咙肿痛患者宜少食。
- 患热性病及虚热咳嗽者要忌食。

【食法宜忌】

忌

- 樱桃因含铁多，再加上含有少量氢氧化合物，若食用过多则会引起铁中毒或氢氧化物中毒。

● 选购要诀　在选购时注意选择连有果蒂、色泽光艳、表皮饱满的。

● 保存须知　樱桃不易保存，最好现买现吃。

银耳樱桃粥

原材料

| 粳米100克 | 银耳20克 | 樱桃30克 | 冰糖10克 | 糖桂花5克 |

制作过程

1. 银耳浸泡涨发，洗净撕成片。
2. 粳米洗净，用冷水浸泡。
3. 樱桃去柄，洗净。
4. 锅中加入冷水和粳米，先用旺火烧沸，再改用小火熬煮。
5. 见米粒软烂时，加入银耳和冰糖，再煮10分钟左右，下入樱桃、糖桂花拌匀，煮沸后即成。

【注解】

　　樱桃号称"百果第一枝"，其果实虽小如珍珠，但色泽红艳光洁，玲珑如玛瑙一般，味道甘甜而微酸，营养也非常丰富，既可鲜食，又可腌制或作为其他菜肴食品的点缀，因而备受青睐。

营养素(每百克的含量)

	热量(千卡)	46
三大营养素	蛋白质(克)	1.1
	脂肪(克)	0.2
	碳水化合物(克)	9.9
矿物质	钙(毫克)	11
	铁(毫克)	6
	磷(毫克)	27
	钾(毫克)	232
	钠(毫克)	8
	铜(毫克)	0.1
	镁(毫克)	12
	锌(毫克)	0.23
	硒(微克)	0.21
胆固醇(毫克)		0
膳食纤维(克)		0.3

维生素

维生素A(微克)	维生素B_1(毫克)	维生素B_2(毫克)	维生素B_6(毫克)	维生素B_{12}(微克)	维生素C(毫克)
35	0.02	0.02	0.02	0	10

维生素D(毫克)	维生素E(毫克)	生物素(微克)	维生素K(微克)	维生素P(微克)	胡萝卜素(毫克)
0	2.22	62	0	230	0.21

(注:焦耳是现在使用的热量国际标准单位,但是千卡作为热量单位更为人们所熟知,故本书全文统一使用千卡来标注热量值。1千卡=4.18千焦。)

草莓

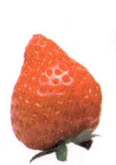
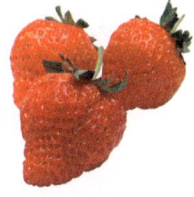

【保健功效】

- 防癌抗癌
- 保护血管
- 疗疮排脓
- 润肠养胃
- 养肝明目
- 美容减肥

别名：红梅、鸡冠果

性味归经：性凉，味酸，归肺、脾经。

营养功效：润肺生津、清热凉血、健脾解酒。

【人群宜忌】

宜

- 适于鼻咽癌、肺癌、扁桃体癌、喉癌患者食用。
- 夏季烦热口干或腹泻如水之人可多食。
- 风热咳嗽、咽喉肿痛、声音嘶哑的人宜多食。

忌

- 草莓中含有较多的草酸钙，尿路结石患者不宜多食。

【食法宜忌】

宜

- 草莓维生素C含量丰富，可以搅成汁再兑入牛奶，制作成牛奶草莓汁，既可以补充维生素C，又可以补充蛋白质和钙，使营养吸收更全面。

- 选购要诀 以色泽鲜亮、有光泽、颗粒大、无破损、鲜香浓郁者为佳。

- 保存须知 草莓不宜保存,最好现买现吃。

草莓柚奶汁

原材料

| 草莓 50克 | 酸奶 200克 | 蜂蜜 10克 | 葡萄柚 1个 | 淡盐水 适量 |

制作过程

❶ 葡萄柚去皮,切成小块;草莓去蒂,放入淡盐水中浸泡片刻,冲洗干净。

❷ 将葡萄柚块和草莓放入榨汁机中,添加适量酸奶,一起搅打成汁。

❸ 将草莓柚奶汁倒入杯中,加入蜂蜜调味,即可直接饮用。

【注解】

草莓外观呈心形,鲜美红嫩,果肉多汁,酸甜可口,不仅色彩艳丽、营养丰富,而且还有一般水果所没有的宜人芳香,是水果中难得的色、香、味俱佳者,因此常被人们誉为"水果皇后"。

营养素(每百克的含量)

	热量(千卡)	25
三大营养素	蛋白质(克)	0.8
	脂肪(克)	0.1
	碳水化合物(克)	5.2
矿物质	钙(毫克)	18
	铁(毫克)	2.2
	磷(毫克)	27
	钾(毫克)	170
	钠(毫克)	6.5
	铜(毫克)	40
	镁(毫克)	12
	锌(毫克)	0.11
	硒(微克)	0.7
胆固醇(毫克)		0
膳食纤维(克)		1.6

维生素

维生素A(微克)	维生素B_1(毫克)	维生素B_2(毫克)	维生素B_6(毫克)	维生素B_{12}(微克)	维生素C(毫克)
5	0.02	0.03	40	0	47

维生素D(毫克)	维生素E(毫克)	生物素(微克)	维生素K(微克)	维生素P(微克)	胡萝卜素(毫克)
0	0.71	155	0	0	0.03

(注:焦耳是现在使用的热量国际标准单位,但是千卡作为热量单位更为人们所熟知,故本书全文统一使用千卡来标注热量值。1千卡=4.18千焦。)

红枣

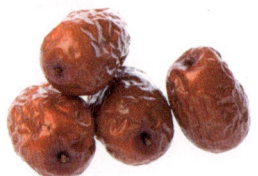

【保健功效】

- 防癌抗癌
- 补铁补钙
- 保护血管
- 预防胆结石
- 舒肝健体

别名：大枣

性味归经：性温，味甘，归脾、胃、心经。

营养功效：补中益气、养血安神。

【人群宜忌】

宜

- 脾虚体弱者，肝炎、腹泻、贫血患者宜多食用红枣。
- 产后体虚者宜多食用红枣。

忌

- 糖尿病患者不宜食用红枣及其制品。
- 高脂血症、高血压、冠心病患者不宜食用。

【食法宜忌】

宜

- 枣皮中含有丰富的营养成分，炖汤时应连皮一起烹调。

忌

- 枣不能与大葱和鱼同食，否则会引起腹痛。

● **选购要诀** 以果实呈长圆形，表皮薄而有弹性，皱纹少且浅，干燥不黏手，果肉色泽淡黄，口感甜味足，果核小者为上品。

● **保存须知** 保存红枣应避风、避高温、避潮湿。

红枣桂圆猪皮汤

原材料

红枣	猪皮	当归	盐	桂圆肉
15颗	500克	20克	少许	30克

制作过程

① 红枣去核，洗净；当归、桂圆肉洗净。
② 尽量剔除黏附在猪皮上的脂肪，切块，洗净，焯水。
③ 瓦煲内注入冷水2000毫升，煮沸后加入以上食料，煲沸后改用小火煲3小时，加盐调味即可。

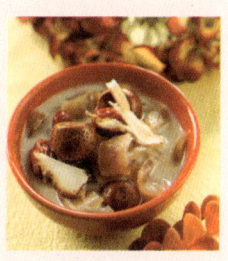

【注解】

红枣最突出的特点是维生素含量高，被誉为"天然维生素丸"。国外的一项临床研究显示：连续吃红枣的高脂血症患者，恢复健康比单纯吃维生素药剂的患者快3倍以上。

营养素（每百克鲜枣的含量）

	热量(千卡)	139
三大营养素	蛋白质(克)	1.4
	脂肪(克)	0.1
	碳水化合物(克)	33.1
矿物质	钙(毫克)	16
	铁(毫克)	0.7
	磷(毫克)	51
	钾(毫克)	127
	钠(毫克)	7
	铜(毫克)	0.06
	镁(毫克)	25
	锌(毫克)	1.82
	硒(微克)	1.02
胆固醇(毫克)		0
膳食纤维(克)		2.4

维生素

维生素A(微克)	维生素B₁(毫克)	维生素B₂(毫克)	维生素B₆(毫克)	维生素B₁₂(微克)	维生素C(毫克)
2	0.06	0.09	0.14	0	297

维生素D(毫克)	维生素E(毫克)	生物素(微克)	维生素K(微克)	维生素P(微克)	胡萝卜素(毫克)
0	0.1	16	0	320	0.24

（注：焦耳是现在使用的热量国际标准单位，但是千卡作为热量单位更为人们所熟知，故本书全文统一使用千卡来标注热量值。1千卡=4.18千焦。）

枸杞

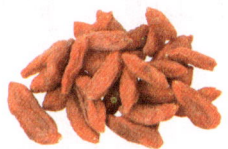

【保健功效】
- 明目补血
- 保肝降压强精壮体
- 强精壮体
- 抗疲劳
- 美容护肤

别名：枸杞子、红耳坠

性味归经：性平，味甘，归肝、肾、肺经。

营养功效：滋补肝肾、益精养血、明目消翳、润肺止咳。

【人群宜忌】

宜
- 患视物昏花和夜盲症等慢性眼病患者宜食。
- 贫血者、体质虚弱的中老年人、用眼过度者宜食。
- 患糖尿病眼部并发症者宜食。

忌
- 脾虚湿滞者忌食。

【食法宜忌】

宜
- 枸杞搭配大豆、糙米、鸡肉等 B 族维生素含量丰富的食物时，保健效果较佳。
- 最适合吃枸杞的是体质虚弱、抵抗力差的人。

- 选购要诀 以果实饱满，果皮无斑点和伤痕，颜色红艳者为佳。

- 保存须知 注意防热防潮，以防霉变。最好用保鲜袋密封后放入冰箱冷藏。

桂圆枸杞粥

原材料

| 粳米 100克 | 枸杞 10克 | 红枣 4颗 | 桂圆肉 15克 | 冰糖 10克 |

制作过程

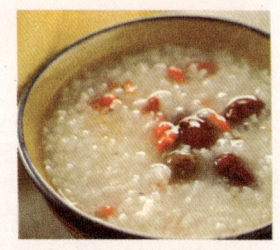

1. 粳米洗净，用冷水浸泡。
2. 枸杞用温水泡至回软，洗净捞出；红枣洗净去核；桂圆肉洗净。
3. 锅中加入冷水，将粳米放入，烧沸10分钟后下入桂圆肉、枸杞、红枣，然后转小火熬煮。
4. 见粥变稠时下入冰糖拌匀，再稍焖片刻即可。

【注解】

　　枸杞果实呈椭圆形，大如黄豆，色彩艳红娇丽，富含植物多糖、蛋白质、维生素等营养成分，自古就被奉为食用佳品和珍贵的补血药材，素有"红宝"的美称，早在《神农本草经》中就有对枸杞的记载。

营养素(每百克的含量)

	热量(千卡)	329
三大营养素	蛋白质(克)	13.9
	脂肪(克)	1.1
	碳水化合物(克)	64.1
矿物质	钙(毫克)	60
	铁(毫克)	5.4
	磷(毫克)	209
	钾(毫克)	434
	钠(毫克)	252.1
	铜(毫克)	0.98
	镁(毫克)	96
	锌(毫克)	1.48
	硒(微克)	13.2
胆固醇(毫克)		0
膳食纤维(克)		1.6

维生素

维生素A(微克)	维生素B_1(毫克)	维生素B_2(毫克)	维生素B_6(毫克)	维生素B_{12}(微克)	维生素C(毫克)
0	0.35	0.46	0	0	48

维生素D(毫克)	维生素E(毫克)	生物素(微克)	维生素K(微克)	维生素P(微克)	胡萝卜素(毫克)
0	2.29	0	0	0	9.75

(注:焦耳是现在使用的热量国际标准单位,但是千卡作为热量单位更为人们所熟知,故本书全文统一使用千卡来标注热量值。1千卡=4.18千焦。)

红薯

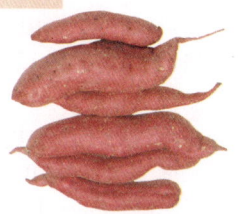

【保健功效】

- 防癌抗癌
- 防治心血管疾病
- 强身健骨
- 通便助消化

别名：甘薯、番薯

性味归经：性平，味甘，归脾、肾经。

营养功效：凉血活血，益气生津，解渴止血，宽肠胃。

【人群宜忌】

宜

- 脾胃气虚、营养不良和妇女产后宜适当食用红薯。
- 习惯性便秘、大便干燥者适宜食用。

忌

- 肥胖者不宜多食。
- 糖尿病患者忌食。

【食法宜忌】

宜

- 牛奶和红薯同食，既有利于进食，又可增加甜味。

忌

- 千万不要吃变质、发硬、味苦的红薯或霉变的红薯干。

- **选购要诀** 以新鲜、干净、表皮光洁无黑褐色斑点者为佳。
- **保存须知** 贮存红薯前应将红薯表皮晒干,并防止薯皮破损,然后存放于室内阴凉处即可。

胚芽红薯粥

原材料

| 粳米 100克 | 黄心红薯 50克 | 胚芽米 50克 | 黑芝麻 5克 | 白糖 10克 |

制作过程

① 粳米、胚芽米洗净,用冷水浸泡半小时;黑芝麻洗净。
② 黄心红薯洗净去皮,切成小块。
③ 锅中加入冷水,将粳米、胚芽米放入,用旺火烧沸后放入红薯块,改用小火熬煮成粥,撒入黑芝麻稍滚,下入白糖拌匀即可。

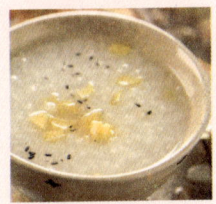

【注解】

近年来研究发现,红薯中含有蛋白质、脂肪、膳食纤维、胡萝卜素、烟酸、维生素A、维生素B、维生素C、维生素E以及钾、铁、铜、硒、钙等十余种微量元素,营养价值很高,被营养学家冠以"营养最均衡食品"的美称。

营养素（每百克的含量）

	热量(千卡)	99
三大营养素	蛋白质(克)	0.9
	脂肪(克)	0.5
	碳水化合物(克)	23.1
矿物质	钙(毫克)	23
	铁(毫克)	0.7
	磷(毫克)	20
	钾(毫克)	5.3
	钠(毫克)	15.4
	铜(毫克)	0.18
	镁(毫克)	12
	锌(毫克)	0.14
	硒(微克)	0.48
胆固醇(毫克)		0
膳食纤维(克)		1.1

维生素

维生素A(微克)	维生素B_1(毫克)	维生素B_2(毫克)	维生素B_6(毫克)	维生素B_{12}(微克)	维生素C(毫克)
125	0.04	0.04	0.28	0	30

维生素D(毫克)	维生素E(毫克)	生物素(微克)	维生素K(微克)	维生素P(微克)	胡萝卜素(毫克)
0	0.28	0	0	0	0.21

（**注**：焦耳是现在使用的热量国际标准单位，但是千卡作为热量单位更为人们所熟知，故本书全文统一使用千卡来标注热量值。1千卡=4.18千焦。）

西瓜

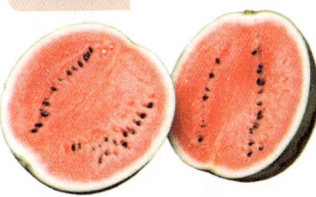

【保健功效】

- 利尿护肾
- 降压护心
- 降热通便
- 缓解口腔炎症

别名：水瓜、寒瓜

性味归经：性寒，味甘，归心、胃、膀胱经。

营养功效：清热解暑、除烦止渴、降压美容、利水消肿。

【人群宜忌】

宜
- 烫伤、喉痹、口疾、高血压及小便短赤者宜食西瓜。

忌
- 脾胃虚寒、消化不良、胃肠道疾病、口腔溃疡、心衰患者不宜多吃西瓜。
- 西瓜含糖量高，糖尿病患者应慎食西瓜。

【食法宜忌】

宜
- 吃完西瓜后，可将西瓜皮用醋凉拌。
- 西瓜蘸盐，可使风味更美。

忌
- 刚刚从冰箱里取出的西瓜不宜立即食用。

● 选购要诀　一是看形状：瓜形端正，表皮稍有凹凸不平的波浪纹，瓜蒂、瓜脐收得紧密、略微缩入。二是听声音：声音疲而浊。三是测重量。

● 保存须知　切开的西瓜用保鲜膜密封后放入冰箱内可保存1～2天。

西瓜丁粥

原材料

| 粳米100克 | 西瓜瓤25克 | 西瓜皮25克 | 盐2克 | 冷水适量 |

制作过程

❶ 将西瓜皮削去硬皮及残留瓜瓤，冲洗干净，切成细丁，用盐稍腌；瓜瓤去子，切丁。

❷ 粳米洗净，用冷水浸泡半小时。

❸ 取锅放入冷水、西瓜皮丁、西瓜瓤丁、粳米，先用旺火煮沸，再改用小火煮约45分钟，以盐调味即可。

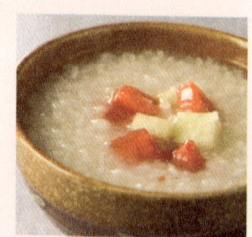

【注解】

　　西瓜有"天然白虎汤"之称。西瓜除不含脂肪和胆固醇外，几乎含有人体所需的各种营养成分，是一种富有营养、纯净、食用安全的食品。

营养素（每百克的含量）

三大营养素	热量(千卡)	25
	蛋白质(克)	0.5
	脂肪(克)	0
	碳水化合物(克)	5.5
矿物质	钙(毫克)	8
	铁(毫克)	0.2
	磷(毫克)	8
	钾(毫克)	120
	钠(毫克)	2.3
	铜(毫克)	20
	镁(毫克)	11
	锌(毫克)	50
	硒(微克)	0.08
胆固醇(毫克)		0
膳食纤维(克)		0.2

维生素

维生素A(微克)	维生素B_1(毫克)	维生素B_2(毫克)	维生素B_6(毫克)	维生素B_{12}(微克)	维生素C(毫克)
75	0.02	0.03	0.07	0	10

维生素D(毫克)	维生素E(毫克)	生物素(微克)	维生素K(微克)	维生素P(微克)	胡萝卜素(毫克)
0	0.1	22			0.45

（注：焦耳是现在使用的热量国际标准单位，但是千卡作为热量单位更为人们所熟知，故本书全文统一使用千卡来标注热量值。1千卡=4.18千焦。）

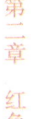

牛肉

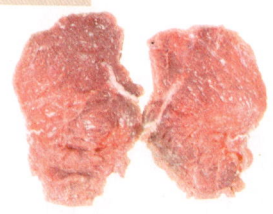

【保健功效】
- 强身健体
- 增强免疫力
- 补铁补血
- 防病抗衰老

别名：黄牛肉
性味归经：性平，味甘，归脾、胃经。
营养功效：补中益气、滋养脾胃。

【人群宜忌】

宜
- 术后体虚者，胖人和高血压、动脉血管粥样硬化、冠心病和糖尿病患者宜适量食用牛肉。

忌
- 牛肉的肌肉纤维较粗糙不易消化，故老人、幼儿及消化力弱者不宜多吃，或适当吃些鲜嫩牛肉。

【食法宜忌】

宜
- 牛肉宜与富含维生素 C 的食物同食。

忌
- 烹调牛肉忌加碱。

- **选购要诀** 新鲜牛肉肉色深红、色泽均匀、脂肪洁白、外表微干，新切面稍湿润。
- **保存须知** 放入冰箱冷藏保存，时间不能超过1周。

孜然牛肉丝

原料

嫩牛肉	熟芝麻	姜	孜然	料酒
250克	30克	1小块	50克	30毫升

制作过程

❶ 葱、姜切末；嫩牛肉洗净，去筋，切丝，用少量料酒、精盐、葱、姜腌15分钟。

❷ 炒锅点火倒入植物油烧至五成热，下干辣椒、花椒粒炒香，放入牛肉丝煸炒，下料酒、白糖和少许清水烧开，下其他调料炒匀后，出锅撒上熟芝麻即可。

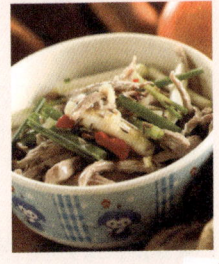

【注解】

牛肉含有丰富的蛋白质，肌氨酸含量更是比其他肉类中的含量都高，这使它对增长肌肉、增强力量特别有效。同时，牛肉中脂肪含量很低，营养组成接近人体需要，一直以来备受人们的青睐，素有"肉中骄子"的美称。

营养素（每百克瘦肉的含量）

	热量(千卡)	107
三大营养素	蛋白质(克)	20.2
	脂肪(克)	2
	碳水化合物(克)	1.2
矿物质	钙(毫克)	9
	铁(毫克)	2.2
	磷(毫克)	172
	钾(毫克)	270
	钠(毫克)	48.6
	铜(毫克)	0.1
	镁(毫克)	17
	锌(毫克)	3.71
	硒(微克)	10.6
胆固醇(毫克)		58
膳食纤维(克)		0

维生素

维生素A(微克)	维生素B_1(毫克)	维生素B_2(毫克)	维生素B_6(毫克)	维生素B_{12}(微克)	维生素C(毫克)
6	0.07	0.13	0.38	0.8	0

维生素D(毫克)	维生素E(毫克)	生物素(微克)	维生素K(微克)	维生素P(微克)	胡萝卜素(毫克)
243	0.42	10.1	7	0	0

（**注**：焦耳是现在使用的热量国际标准单位，但是千卡作为热量单位更为人们所熟知，故本书全文统一使用千卡来标注热量值。1千卡=4.18千焦。）

红酒

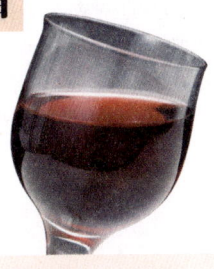

【保健功效】
- 防癌抗衰
- 预防心脑血管疾病
- 开胃助消化
- 美容养颜

别名： 红葡萄酒
性味归经： 性平，味甘，归肠、胃经。
营养功效： 降胆固醇、软化血管、保护心脏、降血压、降血脂、抗衰老。

【人群宜忌】

忌
- 血糖偏高者不宜喝红酒（但可适量饮用干红）。

【食法宜忌】

宜
- 用红酒烹制富含优质蛋白的鱼类，可以起到很好的抗癌效果。

忌
- 红酒不宜和螃蟹等海鲜相配。
- 喝红酒最好不要添加碳酸类饮料或冰块。

第二章 红色食物

- 选购要诀　优良的红酒具有自然的宝石红色、紫红色或是石榴红色；有浓郁的酒香，味浓而不烈，醇和协调，没有涩、燥或刺舌等味。
- 保存须知　红酒开启后如果一次饮用不完，可将酒瓶密封后放在冰箱里，但也不宜超过3天。

红酒炖牛肉

原材料

| 牛腿肉 240克 | 胡萝卜 100克 | 洋葱 100克 | 红酒 100毫升 | 盐 适量 |

制作过程

❶ 将胡萝卜、洋葱、牛腿肉分别切丁。

❷ 热锅入植物油，加入洋葱爆香，再加入胡萝卜、牛腿肉拌炒。

❸ 加入红酒及适量清水，以小火炖煮约30分钟，加盐调味即可。

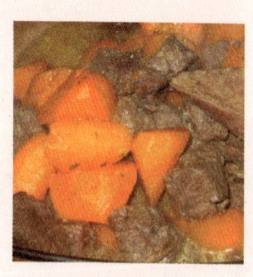

【注解】

红酒除了含有葡萄果实的营养之外，还有发酵过程中所产生的一些有益物质，具有很高的营养价值和保健价值。

营养素(每百克的含量)

	热量(千卡)	132
三大营养素	蛋白质(克)	0.1
	脂肪(克)	0
	碳水化合物(克)	10.2
矿物质	钙(毫克)	21
	铁(毫克)	0.4
	磷(毫克)	3
	钾(毫克)	33
	钠(毫克)	2.6
	铜(毫克)	0.05
	镁(毫克)	4
	锌(毫克)	0.08
	硒(微克)	0.1
胆固醇(毫克)		0
膳食纤维(克)		0

维生素

维生素A(微克)	维生素B_1(毫克)	维生素B_2(毫克)	维生素B_6(毫克)	维生素B_{12}(微克)	维生素C(毫克)
0	0.02	0.03	0.03	0	0

维生素D(毫克)	维生素E(毫克)	生物素(微克)	维生素K(微克)	维生素P(微克)	胡萝卜素(毫克)
0	0	0	0	0	0

（注：焦耳是现在使用的热量国际标准单位，但是千卡作为热量单位更为人们所熟知，故本书全文统一使用千卡来标注热量值。1千卡=4.18千焦。）

红辣椒

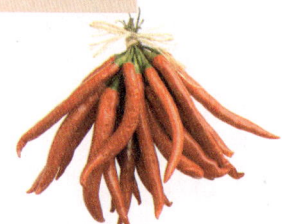

【保健功效】

- 抗胰腺癌
- 改善心脏功能
- 预防胆结石
- 促进食欲
- 瘦身减肥

别名： 红尖椒

性味归经： 性热，味辛，归脾、胃、心经。

营养功效： 温中散寒、开胃消食。

【人群宜忌】

宜
- 食欲不振者宜适量食用红辣椒。
- 咳嗽、感冒患者宜食适量红辣椒。

忌
- 高血压、肺结核患者以及有实火内积或阴虚火旺之人应慎食红辣椒。
- 食管炎、胃肠炎、胃溃疡以及痔疮患者应少吃或忌食红辣椒。

【食法宜忌】

忌
- 不宜和黄瓜、胡萝卜、南瓜同烹。

- 选购要诀　鲜红辣椒以个大、外表色泽饱满、无伤痕为佳。
- 保存须知　鲜红辣椒可置于阴凉处；干红辣椒应密封于容器内，注意防潮。

红辣椒爆炒鳝片

原材料

| 红辣椒 150克 | 鳝鱼 300克 | 姜丝 适量 | 蒜末 适量 | 胡椒粉 适量 |

制作过程

1. 鳝鱼清洗干净。用刀侧把鳝鱼拍平，再切成1厘米长的小段，用盐、料酒腌制约5分钟。
2. 炒锅中加入油烧至五成热时把鳝鱼滑油，捞出。
3. 锅留少许底油，烧热后将姜丝、花椒、蒜末置入锅中，煸出香味后，投入红辣椒并炒至五成熟，这时再加入刚才滑出的鳝鱼段、盐、白糖、胡椒粉、酱油和高汤，爆炒2分钟即可。

【注解】

　　由于红辣椒营养价值很高，所以有"蔬菜之冠"的美称。另外，红辣椒还具有治病保健功效，又被称为"红色药材"。

营养素（每百克的含量）

三大营养素	热量(千卡)	29
	蛋白质(克)	2
	脂肪(克)	0.5
	碳水化合物(克)	4.2
矿物质	钙(毫克)	37
	铁(毫克)	1.4
	磷(毫克)	36
	钾(毫克)	300
	钠(毫克)	2.1
	铜(毫克)	0.11
	镁(毫克)	15
	锌(毫克)	0.12
	硒(微克)	0.62
胆固醇(毫克)		0
膳食纤维(克)		2.3

维生素

维生素A(微克)	维生素B_1(毫克)	维生素B_2(毫克)	维生素B_6(毫克)	维生素B_{12}(微克)	维生素C(毫克)
232	0.03	0.06	1	0	144

维生素D(毫克)	维生素E(毫克)	生物素(微克)	维生素K(微克)	维生素P(微克)	胡萝卜素(毫克)
0	0.44		27	0	0.73

（**注**：焦耳是现在使用的热量国际标准单位，但是千卡作为热量单位更为人们所熟知，故本书全文统一使用千卡来标注热量值。1千卡=4.18千焦。）

山楂

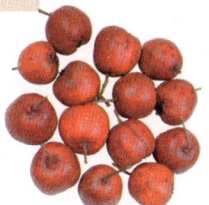

【保健功效】

- 防衰抗癌
- 降压降脂
- 强心护心
- 开胃助消化
- 活血化瘀
- 消炎杀菌

别名：山里红、红果

性味归经：性微温，味酸、甘，归肝、胃经。

营养功效：消积化滞、收敛止痢、活血化瘀。

【人群宜忌】

宜
- 食欲不振、消化不良者宜食适量山楂。

忌
- 血脂过低、胃病患者或胃酸过多者不宜食用。

【食法宜忌】

宜
- 山楂和莲子一同炖汤，有开胃提神的功效。
- 牙齿怕酸的人可以食用山楂糕等山楂制品。

忌
- 服用人参或西洋参期间忌食山楂。
- 食用山楂不可贪多，而且食用后要及时漱口。

- 选购要诀 以果皮表面没有明显伤痕、果实饱满、颜色红艳,果皮上没有大的黑色斑点者为佳。

- 保存须知 放在室内阴凉干燥处即可。

橘子山楂桂花羹

- 原材料

| 橘子 50克 | 山楂 50克 | 桂花 20克 | 白糖 10克 | 冷水 适量 |

- 制作过程

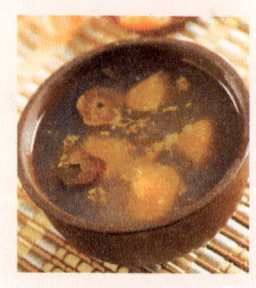

① 橘子剥皮、去核,切成小丁;山楂去核,洗净,切片;桂花洗净。

② 将橘子、山楂、桂花放入炖锅内,加入适量冷水,置旺火上烧沸,改用小火煮25分钟,加入白糖,搅拌均匀即可。

【注解】

　　山楂有很高的营养和医疗价值,是人们十分喜爱的果品。因中老年人常吃山楂制品能增强食欲,改善睡眠,保持骨和血中钙的恒定,预防动脉粥样硬化,延年益寿,故山楂被人们视为"长寿果"。

营养素（每百克的含量）

	热量(千卡)	98
三大营养素	蛋白质(克)	0.5
	脂肪(克)	0.6
	碳水化合物(克)	20.7
矿物质	钙(毫克)	52
	铁(毫克)	0.8
	磷(毫克)	24
	钾(毫克)	299
	钠(毫克)	0.9
	铜(毫克)	0.11
	镁(毫克)	19
	锌(毫克)	20
	硒(微克)	1.22
胆固醇(毫克)		0
膳食纤维(克)		2.9

维生素

维生素A(微克)	维生素B_1(毫克)	维生素B_2(毫克)	维生素B_6(毫克)	维生素B_{12}(微克)	维生素C(毫克)
17	0.02	0.02	0	0	53

维生素D(毫克)	维生素E(毫克)	生物素(微克)	维生素K(微克)	维生素P(微克)	胡萝卜素(毫克)
0	7.32	52	0	0	0.1

（**注**：焦耳是现在使用的热量国际标准单位，但是千卡作为热量单位更为人们所熟知，故本书全文统一使用千卡来标注热量值。1千卡=4.18千焦。）

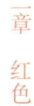

杨梅

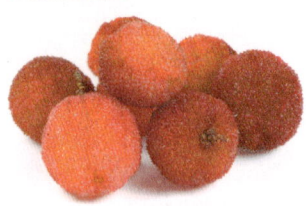

【保健功效】

- 防癌治癌
- 降低血脂
- 抑菌止泻
- 增进食欲
- 解暑瘦身

别名：龙睛、朱红
性味归经：性温，味甘、酸，归肝、胃经。
营养功效：生津止渴、健胃消食。

【人群宜忌】

宜
- 高脂血症患者、痢疾患者宜适量食用杨梅。

忌
- 牙痛、"上火"者不宜多食。
- 溃疡病患者及肠胃不好者要慎食。
- 糖尿病患者一定要忌食杨梅，以免血糖升高。

【食法宜忌】

宜
- 杨梅蘸少许盐食用味道会更加鲜美可口。

忌
- 杨梅忌与生葱同食。

- 选购要诀 以果实硕大饱满，颜色暗红，果实表面没有水痕和斑点，气味清新且微微带有酸味者为优。

- 保存须知 杨梅在常温下极容易腐烂，最好现买现吃。

杨梅绿豆粥

原材料

| 糯米 150克 | 绿豆 50克 | 杨梅 10颗 | 白糖 15克 |

制作过程

1. 糯米、绿豆洗净，用冷水浸泡3小时。
2. 杨梅漂洗干净。
3. 锅中加入约2000毫升冷水，将糯米和绿豆一同放入，先用旺火烧沸，再用小火煮至糯米、绿豆熟烂，加杨梅、白糖搅拌均匀即可。

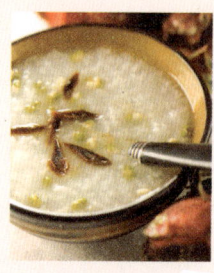

【注解】

杨梅果实色泽鲜艳，汁液多，甜酸适口，营养价值高，能够生津解渴，和胃止呕，运脾消食，对于促进食欲、治疗消化不良有不错的效果，素有"果中玛瑙"的美誉。

营养素(每百克的含量)

	热量(千卡)	30
三大营养素	蛋白质(克)	0.7
	脂肪(克)	0.1
	碳水化合物(克)	5.7
矿物质	钙(毫克)	14
	铁(毫克)	0.6
	磷(毫克)	27
	钾(毫克)	126
	钠(毫克)	0.7
	铜(毫克)	40
	镁(毫克)	10
	锌(毫克)	0.5
	硒(微克)	0.84
胆固醇(毫克)		0
膳食纤维(克)		1.8

维生素

维生素A(微克)	维生素B_1(毫克)	维生素B_2(毫克)	维生素B_6(毫克)	维生素B_{12}(微克)	维生素C(毫克)
7	0.01	0.05	20	0	9

维生素D(毫克)	维生素E(毫克)	生物素(微克)	维生素K(毫克)	维生素P	胡萝卜素(毫克)
0	0.81	18	0	0	0.04

(**注**:焦耳是现在使用的热量国际标准单位,但是千卡作为热量单位更为人们所熟知,故本书全文统一使用千卡来标注热量值。1千卡=4.18千焦。)

羊肉

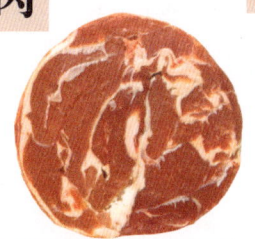

【保健功效】
- 防癌抗癌
- 滋补御寒
- 帮助消化

别名：羖肉、羝肉
性味归经：性热，味甘，归脾、胃、肾、心经。
营养功效：助元阳、补精血、疗肺虚。

【人群宜忌】

宜
- 体虚胃寒者宜食用。

忌
- 肝病、高血压、急性肠炎或其他感染性疾病患者不宜食用。

【食法宜忌】

忌
- 吃涮羊肉时不可为了贪图肉嫩而故意不涮透，否则食后会导致四肢乏力。
- 羊肉忌烤焦烧煳。
- 羊肉忌与南瓜、何首乌搭配食用。

- 选购要诀 新鲜羊肉肉色鲜红而且均匀，有光泽，肉细而紧密，有弹性，外表略干，不粘手。
- 保存须知 建议切成薄片放入冰箱冷冻保存。

山药羊肉粥

原材料

| 粳米 100克 | 山药 150克 | 羊肉 50克 | 葱末 3克 | 姜末 2克 |

制作过程

1. 粳米洗净，用冷水浸泡半小时。
2. 山药冲洗干净，刮去外皮，切成丁块。
3. 羊肉漂洗干净，放入开水锅内煮至五成熟时捞出，切成丁块。
4. 取锅放入冷水、粳米，先用旺火煮开，然后改用小火熬煮，至粥将成时，加入羊肉块、山药丁、葱末、姜末、盐，待几沸，撒上胡椒粉即可。

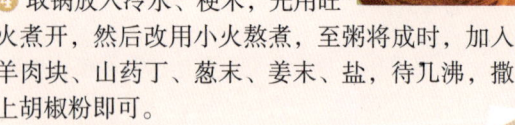

【注解】

羊肉肉质细嫩，且脂肪、胆固醇含量都要低，是滋补的佳品。冬季节食用羊肉，可收到进补和防寒的双重效果，被人们赞誉为冬季的滋补肉，民间更有"要长寿，吃羊肉"的说法。

营养素（每百克瘦肉的含量）

	热量(千卡)	118
三大营养素	蛋白质(克)	20.5
	脂肪(克)	3.9
	碳水化合物(克)	0.2
矿物质	钙(毫克)	9
	铁(毫克)	3.9
	磷(毫克)	196
	钾(毫克)	403
	钠(毫克)	69.4
	铜(毫克)	0.11
	镁(毫克)	17
	锌(毫克)	6.06
	硒(微克)	7.18
胆固醇(毫克)		60
膳食纤维(克)		0

维生素

维生素A(微克)	维生素B_1(毫克)	维生素B_2(毫克)	维生素B_6(毫克)	维生素B_{12}(微克)	维生素C(毫克)
11	0.15	0.16	0.3	2	1

维生素D(毫克)	维生素E(毫克)	生物素(微克)	维生素K(微克)	维生素P(微克)	胡萝卜素(毫克)
320	0.31	12	6	0	0

（**注**：焦耳是现在使用的热量国际标准单位，但是千卡作为热量单位更为人们所熟知，故本书全文统一使用千卡来标注热量值。1千卡=4.18千焦。）

猪肉

【保健功效】

- 补铁造血
- 滋补保健
- 护肤美容

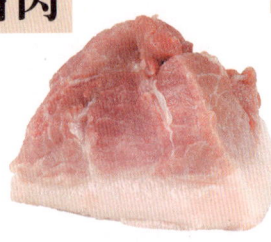

别名： 豕肉、豚肉

性味归经： 性温，味甘、咸，归脾、胃、肾经。

营养功效： 滋阴润燥、通利肠道。

【人群宜忌】

宜
- 低血压、低血脂和身体虚弱者宜食猪肉。
- 缺铁性贫血者宜食猪肉。

忌
- 动脉硬化、冠心病、高血压、高脂血症和肝病、胃病患者及老年人要少食用猪肉。

【食法宜忌】

宜
- 猪肉一定要煮熟。

忌
- 食用猪肉后不宜大量饮茶。
- 猪肉与豆类同食会引起腹胀气滞。

- **选购要诀** 健康猪肉表面呈白色或浅白色，切面有光泽，呈棕色或粉红色，无任何液体流出，猪肉有弹性。

- **保存须知** 保存时，最好先切成薄片，然后冷冻。

猪肉玉米粥

原材料

| 猪瘦肉 100克 | 玉米粒 100克 | 鸡蛋 1个 | 淀粉 2克 | 料酒 3克 |

制作过程

1. 玉米粒洗净，浸泡2小时，下入锅中，加冷水，用旺火烧沸，转小火慢煮1小时。
2. 猪瘦肉切片，加入淀粉、料酒、味精腌渍15分钟。
3. 鸡蛋打入碗中，搅匀备用。
4. 将腌渍好的肉片下入玉米粥内，煮5分钟，再淋入蛋液，加入盐、鸡粉调味即可。

【注解】

猪肉是良好的食用肉类，有丰富的营养，同时也具有一定的药用价值，被视为"润肠生津丰肌体"的食品。用猪肉可做几百种不同风味的菜肴，经过烹调加工后的肉味十分鲜美，因而成为我国汉族人民最主要的肉类食品之一。

营养素(每百克的含量)

	热量(千卡)	143
三大营养素	蛋白质(克)	20.3
	脂肪(克)	6.2
	碳水化合物(克)	1.5
矿物质	钙(毫克)	6
	铁(毫克)	2.4
	磷(毫克)	130
	钾(毫克)	162
	钠(毫克)	57.5
	铜(毫克)	0.13
	镁(毫克)	12
	锌(毫克)	0.84
	硒(微克)	2.94
胆固醇(毫克)		81
膳食纤维(克)		0

维生素

维生素A(微克)	维生素B_1(毫克)	维生素B_2(毫克)	维生素B_6(毫克)	维生素B_{12}(微克)	维生素C(毫克)
44	0.54	0.11	0.37	0.3	0

维生素D(毫克)	维生素E(毫克)	生物素(微克)	维生素K(微克)	维生素P(微克)	胡萝卜素(毫克)
230	0.34	8	0	0	0

(注:焦耳是现在使用的热量国际标准单位,但是千卡作为热量单位更为人们所熟知,故本书全文统一使用千卡来标注热量值。1千卡=4.18千焦。)

猪肝

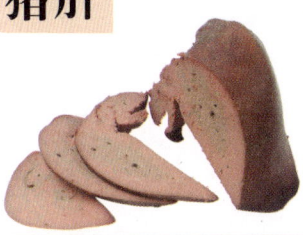

【保健功效】
- 抗衰抗癌
- 补铁补血
- 解毒
- 护目润肤

性味归经：性温，味苦，归肝经。
营养功效：增强免疫力、抗氧化、抗衰老。

【人群宜忌】

宜
- 贫血以及电脑工作者宜多食猪肝。

忌
- 高胆固醇血症、肝病、高血压和冠心病患者应少食。

【食法宜忌】

宜
- 烹调时间不能太短，至少要在旺火中炒 5 分钟以上。
- 买回的鲜猪肝要冲洗 10 分钟，然后放在清水中浸泡 30 分钟，再用清水冲洗一遍才能烹调。

忌
- 猪肝不宜和菠菜一同烹制。
- 不宜与维生素 C、抗凝血药物、左旋多巴、帕吉林和苯乙肼等药物同食。

● 选购要诀　肉质软且嫩，手指稍用力即可插入切开处。

● 保存须知　最好现买现吃，放入冰箱冷藏保存不宜超过3天。

枸杞猪肝瘦肉汤

原材料

| 猪肝 50克 | 猪瘦肉 50克 | 枸杞叶、梗 30克 | 酱油 适量 | 盐 适量 |

制作过程

❶ 猪肝与猪瘦肉洗净，切片，用酱油、盐腌10分钟；枸杞叶洗净；枸杞梗折短，洗净。

❷ 把枸杞梗放入锅内，加冷水适量，小火煲至枸杞梗出味，捞起不要。放入枸杞叶煮沸，再投入猪肝、猪瘦肉煮至熟，调味即可。

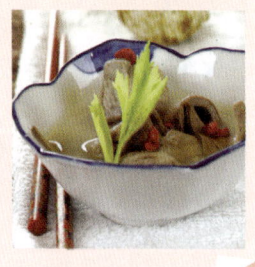

【注解】

　　肝脏含有丰富的营养物质，既可补养身体，也可治病，具有较好保健效果，是理想的补血佳品之一。猪肝常用来制作菜肴，也可制成猪肝酱，还可提取有效成分制成冲剂。

营养素（每百克的含量）

三大营养素	热量(千卡)	129
	蛋白质(克)	19.3
	脂肪(克)	3.5
	碳水化合物(克)	5
矿物质	钙(毫克)	6
	铁(毫克)	22.6
	磷(毫克)	330
	钾(毫克)	300
	钠(毫克)	68.6
	铜(毫克)	0.65
	镁(毫克)	24
	锌(毫克)	3.86
	硒(微克)	19.2
胆固醇(毫克)		288
膳食纤维(克)		0

维生素

维生素A(微克)	维生素B_1(毫克)	维生素B_2(毫克)	维生素B_6(毫克)	维生素B_{12}(微克)	维生素C(毫克)
4972	0.22	2.41	0.89	52.8	0

维生素D(毫克)	维生素E(毫克)	生物素(微克)	维生素K(微克)	维生素P(微克)	胡萝卜素(毫克)
420	0.86	28	1	0	0

（注：焦耳是现在使用的热量国际标准单位，但是千卡作为热量单位更为人们所熟知，故本书全文统一使用千卡来标注热量值。1千卡=4.18千焦。）

猪血

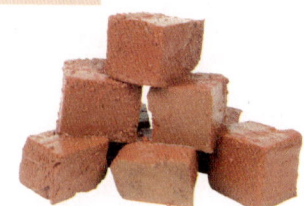

【保健功效】

- 防癌抗癌
- 防治贫血
- 排毒清肠
- 抵抗衰老

别名：血豆腐
性味归经：性平，味咸，归肝、脾经。
营养功效：延缓衰老、提高免疫力。

【人群宜忌】

宜
- 老年人、冠心病患者宜食用猪血。
- 教师等经常在粉尘环境中工作的人宜食用。

忌
- 高胆固醇血症、肝病、高血压和冠心病患者应少食。
- 胃下垂、痢疾、腹泻等疾病患者不要食用。

【食法宜忌】

宜
- 猪血与菠菜配用做成汤，适合体虚及老年便秘者。

忌
- 不可同海带一起烹制，否则会引起便秘。

● **选购要诀** 质量好的猪血颜色鲜艳，无杂质，质地软嫩细腻。会下沉，片刻复原，切开处有水外溢。

● **保存须知** 密封后冷藏保存，盒装的猪血开封后要尽快食用，不宜再次保存。

黄豆芽猪血汤

原材料

| 黄豆芽 | 熟猪血 | 姜 | 花生油 | 盐 |
| 200克 | 300克 | 4片 | 15克 | 适量 |

制作过程

❶ 猪血用清水洗净；黄豆芽洗净，去根，切段。

❷ 炒锅上火，下花生油烧七成热，爆香姜片，下黄豆芽炒香，注入清水，以旺火烧沸约10分钟；放入猪血，烧沸加盐调味即成。

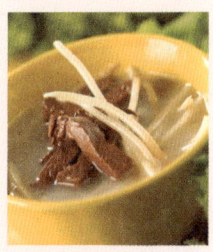

【注解】

猪血及其制品以丰富的营养和独特的滋补功效，一直为人们所喜爱，素有"液态肉"之美称。猪血等动物血通常被制成血豆腐，是理想的补血佳品之一。在日本和欧美许多国家的食品市场上出现的以动物血为原料的香肠、点心等很受消费者的青睐。

营养素(每百克的含量)

三大营养素	热量(千卡)	55
	蛋白质(克)	12.2
	脂肪(克)	0.3
	碳水化合物(克)	0.9
矿物质	钙(毫克)	4
	铁(毫克)	8.7
	磷(毫克)	16
	钾(毫克)	29
	钠(毫克)	56
	铜(毫克)	0.1
	镁(毫克)	5
	锌(毫克)	0.28
	硒(微克)	7.94
胆固醇(毫克)		51
膳食纤维(克)		0

维生素

维生素A(微克)	维生素B_1(毫克)	维生素B_2(毫克)	维生素B_6(毫克)	维生素B_{12}(微克)	维生素C(毫克)
12	0.03	0.04	0	0	0

维生素D(毫克)	维生素E(毫克)	生物素(微克)	维生素K(微克)	维生素P(微克)	胡萝卜素(毫克)
386	0.2	2.3	90	0	0

（注：焦耳是现在使用的热量国际标准单位，但是千卡作为热量单位更为人们所熟知，故本书全文统一使用千卡来标注热量值。1千卡=4.18千焦。）

红茶

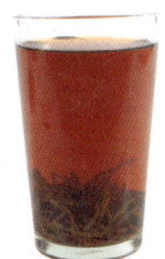

【保健功效】
- 排毒抗癌
- 防治心血管疾病
- 强壮骨骼
- 健齿美容

别名：祁红、滇红

性味归经：性温，味甘，归心、肾、胃经。

营养功效：帮助消化、利尿消肿、强壮心肌。

【人群宜忌】

宜
- 电脑工作者和中年女性宜多饮用红茶。

忌
- 肾功能不良、心血管疾病、习惯性便秘、消化道溃疡、神经衰弱患者及失眠者不宜饮用过浓的红茶。

【食法宜忌】

宜
- 秋冬季节宜饮用红茶。

忌
- 不宜用红茶水送服药物；服药前后1小时内不宜饮用红茶。

- 选购要诀 茶叶外形细扁，色泽深褐；汤色深红稍褐，带有淡淡的麦芽香，味道较浓。
- 保存须知 装在密封容器内，置于通风阴凉处。

牛奶红茶

原材料

红茶 1克 | 鲜牛奶 100克 | 盐 少许

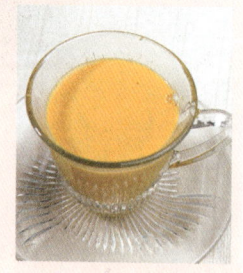

制作过程

将红茶加水煎至汁浓，再将牛奶煮滚，倒入，加少许盐，搅匀即可。

【注解】

红茶最初被称为"乌茶"，因干茶叶色泽与冲泡的茶汤以红色为主调，所以又改称为红茶。红茶在加工过程中，其鲜叶中的化学成分发生了较大的变化，茶多酚减少90%以上，香气物质也从原有的50多种增至300多种，并产生了茶黄素等新的成分，从而具有红叶、红汤和香甜味醇等独特品质。

营养素(每百克的含量)

	热量(千卡)	294
三大营养素	蛋白质(克)	26.7
	脂肪(克)	1.1
	碳水化合物(克)	44.4
矿物质	钙(毫克)	378
	铁(毫克)	28.1
	磷(毫克)	390
	钾(毫克)	1934
	钠(毫克)	13.6
	铜(毫克)	2.56
	镁(毫克)	183
	锌(毫克)	3.97
	硒(微克)	56
胆固醇(毫克)		0
膳食纤维(克)		14.8

维生素

维生素A(微克)	维生素B_1(毫克)	维生素B_2(毫克)	维生素B_6(毫克)	维生素B_{12}(微克)	维生素C(毫克)
0	0.17	0	0	0	8

维生素D(毫克)	维生素E(毫克)	生物素(微克)	维生素K(微克)	维生素P(微克)	胡萝卜素(毫克)
0	5.47	0	0	0	0

(**注**:焦耳是现在使用的热量国际标准单位,但是千卡作为热量单位更为人们所熟知,故本书全文统一使用千卡来标注热量值。1千卡=4.18千焦。)

红小豆

【保健功效】

- 降低血糖
- 利尿消肿
- 通便防痔
- 降脂瘦身

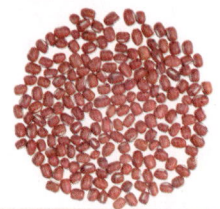

别名：红豆、赤小豆

性味归经：性平，味甘、酸，归心、小肠经。

营养功效：消热解毒、利水消肿、健脾止泻。

【人群宜忌】

宜

- 水肿患者、便秘患者、哺乳期妇女宜食红小豆。

忌

- 尿频患者忌多食红小豆。

【食法宜忌】

宜

- 红豆和米饭同煮，可以弥补白米饭所缺乏的维生素 B_1 和维生素 B_2。
- 红豆宜与其他谷类食品混合制成豆沙包、豆饭或豆粥。
- 煮红小豆时越烂越好，这样可除去腥味。

- 选购要诀　以果实粒大、饱满均匀，表皮呈红色，色泽鲜艳者为佳。
- 保存须知　置于阴凉、干燥、通风处即可。

红豆花生红枣粥

原材料

| 粳米 100 克 | 红小豆 50 克 | 红枣 5 颗 | 花生仁 50 克 | 白糖 10 克 |

制作过程

1. 红小豆、花生仁洗净，用冷水浸泡回软。
2. 红枣洗净，除去枣核。
3. 粳米洗净，用冷水浸泡半小时。
4. 锅中加入约 1500 毫升冷水，放入红小豆、花生仁、粳米，旺火煮沸后，放入红枣，再改用小火慢熬至粥成，以白糖调味即可。

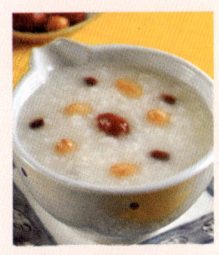

【注解】

　　红小豆是一种高蛋白、低脂肪、高营养、多功能的杂粮，用红小豆制作的饭、粥、汤、豆面条、糕点馅，美味可口、老幼咸宜。同时，红小豆还是食疗佳品，被李时珍称为"心之谷"。

营养素(每百克的含量)

	热量(千卡)	313
三大营养素	蛋白质(克)	20.1
	脂肪(克)	0.5
	碳水化合物(克)	63.4
矿物质	钙(毫克)	74
	铁(毫克)	6.7
	磷(毫克)	340
	钾(毫克)	860
	钠(毫克)	1.7
	铜(毫克)	0.64
	镁(毫克)	138
	锌(毫克)	2.27
	硒(微克)	3.8
胆固醇(毫克)		0
膳食纤维(克)		7.1

维生素

维生素A(微克)	维生素B_1(毫克)	维生素B_2(毫克)	维生素B_6(毫克)	维生素B_{12}(微克)	维生素C(毫克)
13	0.16	0.11	0.39	0	0

维生素D(毫克)	维生素E(毫克)	生物素(微克)	维生素K(微克)	维生素P(微克)	胡萝卜素(毫克)
0	14.36	0	8	0	0.79

(注:焦耳是现在使用的热量国际标准单位,但是千卡作为热量单位更为人们所熟知,故本书全文统一使用千卡来标注热量值。1千卡=4.18千焦。)

李子

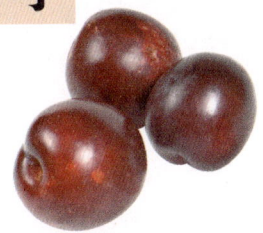

【保健功效】
- 降压导泻
- 清肝利水
- 防治贫血
- 促进消化
- 润喉镇咳

别名：李实、嘉应子

性味归经：性凉，味甘、酸，归肝、肾经。

营养功效：清热生津、镇咳祛痰、利小便。

【人群宜忌】

宜
- 适宜慢性肝炎、肝硬化患者食用。
- 适宜教师、演员、音哑或失音者，发热、口渴者食用。

忌
- 脾胃虚弱和肠胃消化不良者应少食李子。

【食法宜忌】

忌
- 嚼食石榴的种子对咳嗽、口干、口舌生不可和蜂蜜一同食用。
- 未熟透的李子不应食用。
- 李子含大量的果酸，过量食用易引起胃痛。

- **选购要诀** 以果实饱满，果皮亮泽、无斑点或虫蛀痕迹，气味清香，果肉有弹性者为佳。

- **保存须知** 李子在常温下3天左右就会熟透，若用保鲜袋密封放入冰箱冷藏，可保存1周左右。

李子酱▼

原材料

李子	吉士粉	冰糖
500克	15克	30克

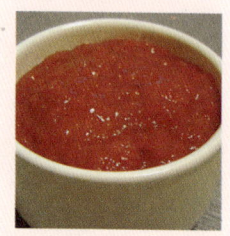

制作过程

① 李子洗净去核切小块，入搅拌机打碎；吉士粉用少许开水调开。

② 在锅中加入100毫升清水和冰糖，中火加热，不停地搅拌直到水分烧干、糖发黏起大泡，接着倒入打碎的李子，边煮边搅拌直到酱汁发黏，再加入吉士粉糊煮一会儿即可。

【注解】

李子原产于我国，其品种繁多，饱满圆润，玲珑剔透，口味甘甜，是人们喜食的传统果品之一。《承平蓝纂》中将李子的特点归纳为"香、雅、细、淡、洁、密、宜夜月、宜丝鬓、宜泛酒"。

营养素（每百克的含量）

三大营养素	热量(千卡)	36
	蛋白质(克)	0.7
	脂肪(克)	0.2
	碳水化合物(克)	7.8
矿物质	钙(毫克)	8
	铁(毫克)	0.6
	磷(毫克)	11
	钾(毫克)	144
	钠(毫克)	3.8
	铜(毫克)	40
	镁(毫克)	10
	锌(毫克)	0.14
	硒(微克)	0.23
胆固醇(毫克)		0
膳食纤维(克)		0.9

维生素

维生素A(微克)	维生素B_1(毫克)	维生素B_2(毫克)	维生素B_6(毫克)	维生素B_{12}(微克)	维生素C(毫克)
0	0.03	0.02	0.04	2.7	5

维生素D(毫克)	维生素E(毫克)	生物素(微克)	维生素K(微克)	维生素P(微克)	胡萝卜素(毫克)
0	0.74	23	0	0	0.15

（**注**：焦耳是现在使用的热量国际标准单位，但是千卡作为热量单位更为人们所熟知，故本书全文统一使用千卡来标注热量值。1千卡=4.18千焦。）

石榴

【保健功效】

- 保护血管
- 抗菌止泻
- 美容抗衰老

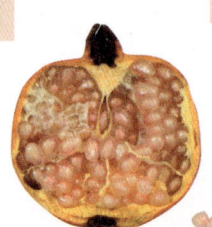

别名：丹若、海石榴

性味归经：性温，味酸，归脾、胃经。

营养功效：止渴生津、涩肠止泻、固肾收敛。

【人群宜忌】

宜

- 腹泻、痢疾患者宜食用。
- 口舌干燥、发热病人适宜食用。
- 口臭、扁桃体发炎者适合食用。

忌

- 感冒及急性炎症，大便秘结患者应慎食。
- 糖尿病患者应忌食。
- 肺病患者切忌多食。

【食法宜忌】

忌

- 石榴不宜与海味同时食用。

- 选购要诀 选石榴不能挑皮发白或是过于青绿的；个大体重，手感硬脆者为佳。

- 保存须知 已经切开的石榴最好马上食用；未切开的石榴可置于通风阴凉处保存。

石榴花粥

原材料

| 粳米100克 | 石榴花5朵 | 白糖60克 | 冷水适量 |

制作过程

① 粳米洗净，用冷水浸泡半小时。
② 将石榴花撕下花瓣，择洗干净。
③ 取锅放入冷水、粳米，先用旺火煮开，然后改用小火熬煮，至粥将成时加入石榴花、白糖，再略煮片刻即可。

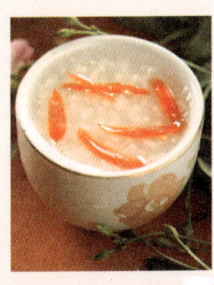

【注解】

石榴果实外形呈圆球形，皮内百子同房，籽粒色彩绚丽，晶莹剔透。石榴不仅形色美艳，而且甘美多汁，味甜微酸，营养丰富，具有很高的药用价值。晋人潘岳在《安石榴赋》中曾如此赞美："榴者，天下之奇树，九洲之名果"。

营养素（每百克的含量）

	热量(千卡)	63
三大营养素	蛋白质(克)	1.6
	脂肪(克)	0.2
	碳水化合物(克)	13.7
矿物质	钙(毫克)	16
	铁(毫克)	0.4
	磷(毫克)	70
	钾(毫克)	231
	钠(毫克)	0.7
	铜(毫克)	0.15
	镁(毫克)	17
	锌(毫克)	0.2
	硒(微克)	0.2
胆固醇(毫克)		0
膳食纤维(克)		4.7

维生素

维生素A(微克)	维生素B_1(毫克)	维生素B_2(毫克)	维生素B_6(毫克)	维生素B_{12}(微克)	维生素C(毫克)
0	0.05	0.03	0.04	0	13

维生素D(毫克)	维生素E(毫克)	生物素(微克)	维生素K(微克)	维生素P(微克)	胡萝卜素(毫克)
0	3.72	11	0	0	0

（注：焦耳是现在使用的热量国际标准单位，但是千卡作为热量单位更为人们所熟知，故本书全文统一使用千卡来标注热量值。1千卡=4.18千焦。）

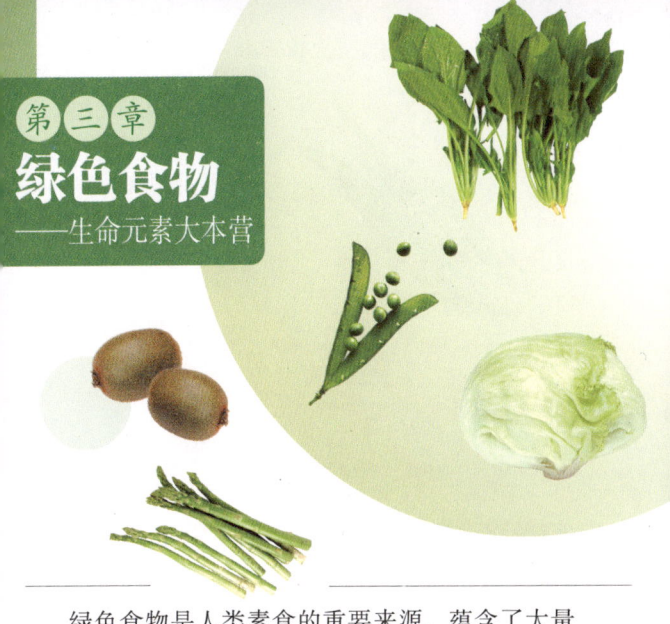

第三章 绿色食物
——生命元素大本营

  绿色食物是人类素食的重要来源，蕴含了大量人体必需的维生素、矿物质以及膳食纤维，更富含其他食物所匮乏的叶绿素，可以说，绿色食物是维持机体生命活动必不可少的重要食物，因此被誉为"生命元素大本营"。

基础营养素

- ◆ 绿色食物能提供多种维生素和矿物质。
- ◆ 绿色食品是人体获取纤维素的重要途径。
- ◆ 绿色食物是营养学家公认的补钙最佳途径。

芦荟

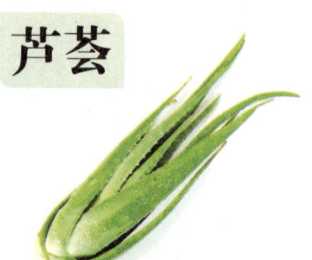

【保健功效】

- 治疗慢性疾病
- 治疗胃病
- 治疗外伤和皮肤病
- 美容减肥

别名：油葱

性味归经：性寒，味苦，归肝、心、脾经。

营养功效：清热、通便、杀虫。

【人群宜忌】

宜
- 各种慢性病患者如高血压、糖尿病患者适合食用。

忌
- 体质虚弱的儿童不要过量服用芦荟。
- 体质过敏者不能食用。
- 孕妇和经期中的女性严禁服用，否则会导致大出血。

【食法宜忌】

忌
- 切勿盲目食用观赏芦荟。
- 芦荟不可多吃，因其含有的芦荟大黄素有泄下通便之效，过量食用会导致腹泻。

选购要诀 芦荟化妆品中的含量不得低于20%，芦荟保健品中的含量最低限度不得少于15%。

保存须知 购买的新鲜芦荟叶片最好放置于阴凉通风处。

芦荟苹果汁 ▼

原材料

- 芦荟 20克
- 苹果 1个
- 冰块 4块
- 凉开水 50毫升

制作过程

① 芦荟洗净后切成小块；苹果洗净，去皮去核，切成小块。
② 将芦荟块和苹果块倒入榨汁机中，加入凉开水，搅打成汁。
③ 杯中放入冰块，将芦荟苹果汁倒入其中即可。

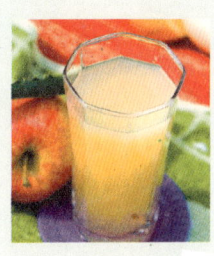

【注解】

芦荟是集食用、药用、美容、观赏于一身的保健植物。对某些慢性病、疑难病，芦荟常常有不可思议的功效，因此芦荟有"家庭药箱"的美称。芦荟蕴含75种元素，与人体细胞所需物质几乎完全吻合，被人们誉为"神奇植物"。

营养素(每百克的含量)

	热量(千卡)	33
三大营养素	蛋白质(克)	1.5
	脂肪(克)	0.12
	碳水化合物(克)	4.9
矿物质	钙(毫克)	24.8
	铁(毫克)	3
	磷(毫克)	32
	钾(毫克)	164
	钠(毫克)	76
	铜(毫克)	0.18
	镁(毫克)	20
	锌(毫克)	2.23
	硒(微克)	1.76
胆固醇(毫克)		0
膳食纤维(克)		5.6

维生素

维生素A(微克)	维生素B_1(毫克)	维生素B_2(毫克)	维生素B_6(毫克)	维生素B_{12}(微克)	维生素C(毫克)
280	20	10	30	0	0

维生素D(毫克)	维生素E(毫克)	生物素(微克)	维生素K(毫克)	维生素P(微克)	胡萝卜素(毫克)
0	0	132	0	0	0

(**注**:焦耳是现在使用的热量国际标准单位,但是千卡作为热量单位更为人们所熟知,故本书全文统一使用千卡来标注热量值。1千卡=4.18千焦。)

猕猴桃

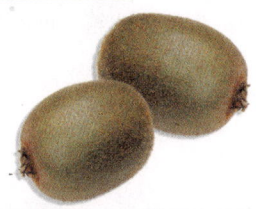

【保健功效】

- 防癌抗癌
- 预防心脑血管疾病
- 排毒
- 清肠通便
- 抵抗忧郁
- 美容护肤

别名：毛桃、藤梨

性味归经：性寒，味甘、酸，归胃、膀胱经。

营养功效：和中理气、生津润燥、解热止渴、利尿通淋。

【人群宜忌】

宜

- 经常便秘者宜食用。

忌

- 脾胃功能较弱者、严重贫血患者、腹泻患者要少食。
- 妊娠期、月经过多、尿频者及肾病患者应慎食。

【食法宜忌】

宜

- 猕猴桃同黄绿色蔬菜搭配食用。

忌

- 不熟的猕猴桃不宜食用。
- 食用猕猴桃后不要马上食用牛奶或其他乳制品。

· 选购要诀 以外体均匀，丰满个大，手感较沉，果肉软硬适中，果皮无伤痕或霉变者为佳。

· 保存须知 用保鲜袋装好后放入冰箱，可以保存15天左右。

猕猴桃西芹汁

原材料

猕猴桃	西芹	菠萝	蜂蜜	凉开水
1个	1根	1/4个	15克	100毫升

制作过程

1. 猕猴桃去皮取瓤，切成小块；西芹洗净，切成小段；菠萝切成块。
2. 猕猴桃块、西芹段、菠萝块放入榨汁机中，加入凉开水一起榨取汁液。
3. 将榨好的蔬果汁倒入杯中，加入蜂蜜搅拌均匀即可。

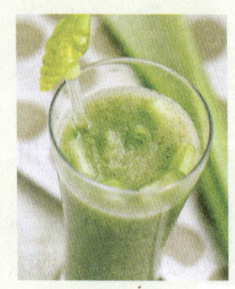

【注解】

成熟的猕猴桃清香扑鼻、果肉翠绿、汁多味美、酸甜爽口。猕猴桃属高级滋补水果，一个猕猴桃的维生素C含量就是人体每天所需量的2倍多，其他营养素含量也非常丰富，被誉为"水果之王"。

营养素（每百克的含量）

三大营养素	热量(千卡)	53
	蛋白质(克)	1
	脂肪(克)	0.6
	碳水化合物(克)	13.5
矿物质	钙(毫克)	32
	铁(毫克)	0.3
	磷(毫克)	42
	钾(毫克)	144
	钠(毫克)	3.3
	铜(毫克)	1.87
	镁(毫克)	12
	锌(毫克)	0.57
	硒(微克)	0.28
胆固醇(毫克)		0
膳食纤维(克)		11.9

维生素

维生素A(微克)	维生素B_1(毫克)	维生素B_2(毫克)	维生素B_6(毫克)	维生素B_{12}(微克)	维生素C(毫克)
22	0.05	0.02	0.12	0	62

维生素D(毫克)	维生素E(毫克)	生物素(微克)	维生素K(微克)	维生素P(微克)	胡萝卜素(毫克)
0	2.43	33	0	0	0.13

（注：焦耳是现在使用的热量国际标准单位，但是千卡作为热量单位更为人们所熟知，故本书全文统一使用千卡来标注热量值。1千卡=4.18千焦。）

芦笋

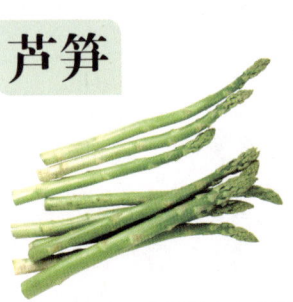

【保健功效】

- 防癌抗癌
- 补充叶酸
- 防治便秘
- 延缓衰老

别名：石刁柏、露笋
性味归经：性寒，味甘，归肺经。
营养功效：清热利小便、消暑止渴、清凉降火。

【人群宜忌】

宜
- 肾炎、胆结石、肝功能障碍患者宜常食用。
- 孕妇宜常食用。

忌
- 痛风、糖尿病患者不宜多食。

【食法宜忌】

宜
- 用油炒或油拌芦笋则可以很好地吸收维生素 C。

忌
- 应避免高温烹煮。
- 芦笋不宜生吃，也不宜存放 1 周以上才吃。

- **选购要诀** 以全株形状粗直、笋尖鳞片紧密、不开芒、未长腋芽、没有腐臭味、表皮鲜亮软嫩、不萎缩者为佳。

- **保存须知** 用保鲜袋密封，放入冰箱内冷藏保存。

芦笋汁

原材料

| 芦笋8根 | 冰块4块 | 凉开水60毫升 |

制作过程

1. 芦笋洗净，切成段。
2. 芦笋段和凉开水放入榨汁机中，榨取汁液。
3. 杯中先放入冰块，然后倒入芦笋汁，搅匀即可。

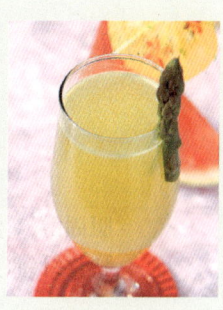

【注解】

芦笋原产于欧洲温暖的沿海地带，是世界十大名菜之一。芦笋味美芳香，纤维柔软可口，能增进食欲，帮助消化，并具有极高的营养价值，因而被誉为"蔬菜之王"。

营养素(每百克的含量)

三大营养素	热量(千卡)	18
	蛋白质(克)	1.4
	脂肪(克)	0.1
	碳水化合物(克)	4.9
矿物质	钙(毫克)	10
	铁(毫克)	1.4
	磷(毫克)	42
	钾(毫克)	213
	钠(毫克)	3.1
	铜(毫克)	70
	镁(毫克)	10
	锌(毫克)	0.41
	硒(微克)	0.21
胆固醇(毫克)		0
膳食纤维(克)		1.9

维生素

维生素A(微克)	维生素B_1(毫克)	维生素B_2(毫克)	维生素B_6(毫克)	维生素B_{12}(微克)	维生素C(毫克)
0	0.04	0.05	0.12	0	45

维生素D(毫克)	维生素E(毫克)	生物素(微克)	维生素K(微克)	维生素P(微克)	胡萝卜素(毫克)
0	2	0	43	0	0.1

(**注**:焦耳是现在使用的热量国际标准单位,但是千卡作为热量单位更为人们所熟知,故本书全文统一使用千卡来标注热量值。1千卡=4.18千焦。)

大葱

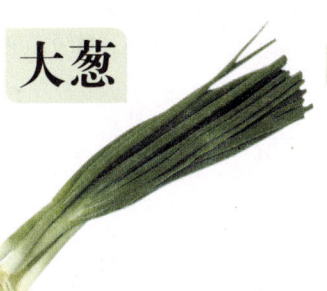

【保健功效】
- 降压降糖
- 灭菌抗癌
- 预防感冒
- 瘦身减肥
- 补肾壮阳

别名：菜伯、和事草

性味归经：性温，味辛，归肺、胃经。

营养功效：发表和里，通阴活血，驱虫解毒。

【人群宜忌】

宜
- 脑力劳动者，失眠、神经衰弱者宜食用。

忌
- 患有胃肠道疾病，特别是溃疡病者不宜多食。
- 腋臭患者在夏季应慎食。

【食法宜忌】

宜
- 烹制贝类时宜添加些大葱。

忌
- 大葱食用应适量，否则会损伤视力。
- 忌与红枣同食，否则会造成脾胃失调。

● 选购要诀 以无霉烂、无虫,葱叶完整、嫩绿,葱白长、粗、均匀者为佳。

● 保存须知 葱根朝下竖直插在水盆中。

葱爆羊肉 ▼

原材料

| 羊肉 250克 | 大葱 250克 | 大蒜 1瓣 | 黄酒 20克 | 酱油 50克 |

制作过程

❶ 羊腿肉去筋,切大薄片;大葱切旋刀块;蒜瓣拍碎。
❷ 将大葱、植物油、酱油、盐、黄酒、花椒粉、羊肉片拌和。
❸ 用植物油、香油、大蒜末炝锅烧至高热时,将拌和的羊肉片、大葱等材料倒入,用武火快速爆炒几下,再加少许香油、醋起锅即可。

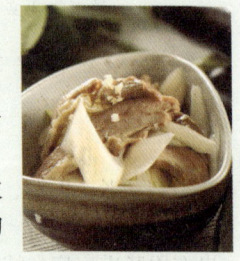

【注解】

大葱具有特殊的香辣味,主要以其假茎(葱白)和嫩叶供食用。大葱不仅是营养丰富的蔬菜和上佳的调味品,还是祛病保健的绝好食品,对维护人体健康具有重要作用,所以有"祛疾佳蔬"的美誉。

营养素（每百克的含量）

三大营养素	热量(千卡)	23
	蛋白质(克)	1.1
	脂肪(克)	0.2
	碳水化合物(克)	6.5
矿物质	钙(毫克)	29
	铁(毫克)	0.8
	磷(毫克)	28
	钾(毫克)	144
	钠(毫克)	3.4
	铜(毫克)	80
	镁(毫克)	19
	锌(毫克)	1.63
	硒(微克)	0.67
胆固醇(毫克)		0
膳食纤维(克)		1.5

维生素

维生素A(微克)	维生素B_1(毫克)	维生素B_2(毫克)	维生素B_6(毫克)	维生素B_{12}(微克)	维生素C(毫克)
10	0.03	0.05	0.11	0	17

维生素D(毫克)	维生素E(毫克)	生物素(微克)	维生素K(微克)	维生素P(微克)	胡萝卜素(毫克)
0	0.3	0	7	0	0.06

（**注：** 焦耳是现在使用的热量国际标准单位，但是千卡作为热量单位更为人们所熟知，故本书全文统一使用千卡来标注热量值。1千卡=4.18千焦。）

大白菜

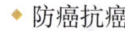

- 防癌抗癌
- 补充叶酸
- 防治便秘
- 延缓衰老

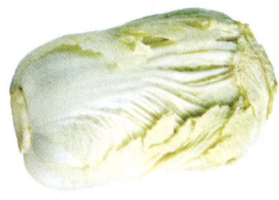

别名：结球白菜、黄芽菜
性味归经：性凉，味甘，归大肠、胃经。
营养功效：养胃利水、解热除烦。

【人群宜忌】

宜
- 维生素缺乏者宜食用。
- 肥胖病及糖尿病患者宜经常食用。

忌
- 体寒者宜少食。

【食法宜忌】

宜
- 富含维生素 C 的大白菜适合同植物油、种子类等富含维生素 E 的食物一起烹制。

忌
- 不要食用隔夜菜或存放时间过久的大白菜。

- 选购要诀 以颜色新鲜，帮叶紧凑，无霉斑、老叶、腐烂者为佳。
- 保存须知 冬季可以将刚买回的大白菜先晾晒4～5天，使外帮蔫萎。

香菇白菜羹 ▼

原材料

大白菜	香菇	魔芋球	姜末	湿淀粉
150克	6个	10粒	3克	25克

制作过程

① 香菇用温水泡发回软，去蒂切片；魔芋球洗净，对半切开；大白菜洗净，撕成小块。

② 炒锅上火下色拉油烧热，倒入香菇片和魔芋球略炸片刻，捞起沥干油分；大白菜块倒入热油锅内炒软。

③ 白菜锅中加入适量冷水，加盐和姜末煮沸，放入香菇片、魔芋球，烧沸约2分钟，加味精调味，以湿淀粉勾薄芡即可。

【注解】

大白菜的营养成分很丰富，味道鲜美，脆嫩适口，耐贮存，是"种一季吃半年"的蔬菜，有"菜中之王"的美称。

营养素(每百克的含量)

	热量(千卡)	21
三大营养素	蛋白质(克)	1.7
	脂肪(克)	0.1
	碳水化合物(克)	3.1
矿物质	钙(毫克)	69
	铁(毫克)	0.7
	磷(毫克)	33
	钾(毫克)	90
	钠(毫克)	48.4
	铜(毫克)	40
	镁(毫克)	9
	锌(毫克)	0.87
	硒(微克)	0.39
胆固醇(毫克)		0
膳食纤维(克)		1.2

维生素

维生素A(微克)	维生素B_1(毫克)	维生素B_2(毫克)	维生素B_6(毫克)	维生素B_{12}(微克)	维生素C(毫克)
42	0.06	0.07	90	0	47

维生素D(毫克)	维生素E(毫克)	生物素(微克)	维生素K(微克)	维生素P(微克)	胡萝卜素(毫克)
0	0.92	0	59	0	0.12

(**注**:焦耳是现在使用的热量国际标准单位,但是千卡作为热量单位更为人们所熟知,故本书全文统一使用千卡来标注热量值。1千卡=4.18千焦。)

菠菜

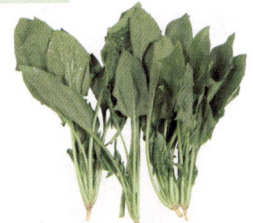

【保健功效】

- 益心健脑
- 降血糖
- 保护眼睛
- 预防便秘
- 抗衰老
- 消炎健体

别名：波斯菜、赤根菜

性味归经：性凉，味甘、辛，归肠、胃经。

营养功效：养血、止血、敛阴、润燥。

【人群宜忌】

宜
- 糖尿病患者宜经常食用菠菜。

忌
- 钙缺乏、软骨病、肾结石、腹泻患者不宜多食菠菜。
- 孕妇及婴幼儿不宜食用菠菜。

【食法宜忌】

宜
- 菠菜宜先用沸水焯一下再烹调。

忌
- 儿童不宜多吃，成人每餐 80～100 克为宜。
- 不宜与鳝鱼、黄瓜、豆腐一同烹制。

- 选购要诀 以根部呈浅色,梗红短,叶子新鲜、无黄色斑点、有弹性者为佳。
- 保存须知 最好现吃现买。

菠菜洋葱牛肋骨汤

原材料

| 牛筋 125克 | 带肉牛肋骨 500克 | 菠菜 50克 | 洋葱 20克 | 盐 少许 |

制作过程

① 牛筋、牛肋骨洗净,将牛筋切成长条。
② 菠菜洗净后切段;洋葱对切成4大瓣。
③ 汤锅烧开水,沸后放进牛肋骨、牛筋和洋葱,待再次沸后将火调成小火,再煮40分钟,放进菠菜,加适量盐调味,菠菜烫熟即可熄火,撒少许胡椒粉提增香气。

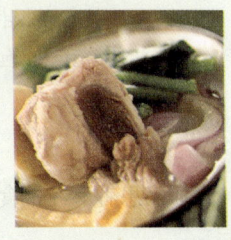

【注解】

菠菜富含多种重要的维生素和微量元素,食之既可补充营养、预防疾病,还可激活大脑功能,增强青春活力,对人体健康非常有益,被认为是保健效果最佳的10种蔬果之一。

营养素(每百克的含量)

分类	项目	含量
	热量(千卡)	22
三大营养素	蛋白质(克)	2.4
	脂肪(克)	0.3
	碳水化合物(克)	2.5
矿物质	钙(毫克)	66
	铁(毫克)	2.9
	磷(毫克)	44
	钾(毫克)	140
	钠(毫克)	85.2
	铜(毫克)	0.1
	镁(毫克)	58
	锌(毫克)	0.52
	硒(微克)	0.97
胆固醇(毫克)		0
膳食纤维(克)		1.4

维生素

维生素A(微克)	维生素B_1(毫克)	维生素B_2(毫克)	维生素B_6(毫克)	维生素B_{12}(微克)	维生素C(毫克)
487	0.04	0.11	0.3	0	32

维生素D(毫克)	维生素E(毫克)	生物素(微克)	维生素K(微克)	维生素P(微克)	胡萝卜素(毫克)
0	1.74	270	210	0	2.92

(注:焦耳是现在使用的热量国际标准单位,但是千卡作为热量单位更为人们所熟知,故本书全文统一使用千卡来标注热量值。1千卡=4.18千焦。)

绿豆

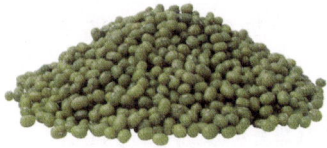

【保健功效】

- 降低胆固醇
- 提高免疫力
- 解毒
- 清热解暑
- 抗菌抑菌

别名：文豆、青小豆

性味归经：性凉，味甘，归心、胃经。

营养功效：清热解毒、消暑除烦、止渴健胃。

【人群宜忌】

宜

- 经常在有毒环境下工作或接触有毒物质的人宜应经常食用绿豆。

忌

- 老年人、儿童及身体虚弱、四肢冰凉乏力、腰腿冷痛、腹泻便稀者忌多食用绿豆。
- 正在服药者忌食绿豆。

【食法宜忌】

忌

- 绿豆忌煮得过烂，也不能煮半熟。
- 煮绿豆时忌用铁质炊具。

- 选购要诀 以颗粒饱满、杂质较少、颜色鲜亮者为佳。
- 保存须知 置于室内通风、阴凉、干燥处即可。

绿豆麦片粥

原材料

| 绿豆 100克 | 麦片 60克 | 小米 50克 | 糯米 40克 | 冰糖 15克 |

制作过程

① 绿豆洗净,先用冷水浸泡2小时,再连水蒸2小时,取出备用。

② 小米、糯米、麦片分别洗净,用冷水浸泡20分钟,再置于旺火上烧沸,然后改用小火熬煮约45分钟。

③ 加入蒸好的绿豆汤和冰糖,将所有材料拌匀煮沸即可。

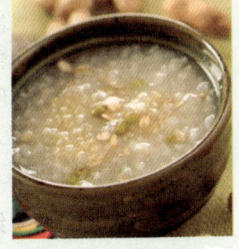

【注解】

绿豆中含有较多赖氨酸的完全蛋白,也含有丰富的多种维生素和无机盐,其中胡萝卜素和硫胺素的含量较多。现代医学研究证明,常食绿豆能起到养生保健、预防疾病的作用,是名副其实的"济世良谷"。

营养素（每百克的含量）

	热量(千卡)	316
三大营养素	蛋白质(克)	20.6
	脂肪(克)	1
	碳水化合物(克)	58.6
矿物质	钙(毫克)	81
	铁(毫克)	6.5
	磷(毫克)	336
	钾(毫克)	1900
	钠(毫克)	3.2
	铜(毫克)	1.08
	镁(毫克)	125
	锌(毫克)	2.48
	硒(微克)	4.28
胆固醇(毫克)		0
膳食纤维(克)		5.2

维生素

维生素A(微克)	维生素B_1(毫克)	维生素B_2(毫克)	维生素B_6(毫克)	维生素B_{12}(微克)	维生素C(毫克)
22	0.25	0.11	0.41	0	1

维生素D(微克)	维生素E(毫克)	生物素(微克)	维生素K(微克)	维生素P(微克)	胡萝卜素(毫克)
0	10.95	0	6	0	0.13

（**注**：焦耳是现在使用的热量国际标准单位，但是千卡作为热量单位更为人们所熟知，故本书全文统一使用千卡来标注热量值。1千卡=4.18千焦。）

绿茶

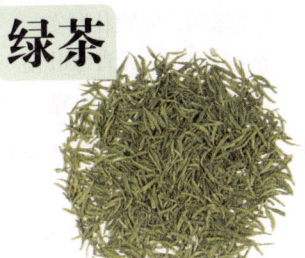

【保健功效】
- 防癌抗癌
- 提神醒脑
- 消脂瘦身
- 美容抗衰老

别名：不发酵茶

性味归经：性凉，味甘、苦，归心、肺、胃经。

营养功效：消脂、消食、宁神、明目。

【人群宜忌】

宜
- 上班族、经常使用电脑者宜多饮用绿茶。

忌
- 发热、肾功能不良、心血管疾病、习惯性便秘、消化道溃疡、神经衰弱患者及失眠者不宜饮浓绿茶。
- 孕妇、哺乳期妇女和儿童忌饮浓绿茶。

【食法宜忌】

忌
- 绿茶和枸杞不可一同饮用。
- 食用螃蟹、海带等水产品后不宜马上饮用绿茶。
- 不宜用绿茶送服药物。

● 选购要诀 一观颜色：色泽绿润，叶肥壮厚实。
二看外形：茶条挺直、光滑、无黄点、无青绿叶梗。
三闻香气：香气清新馥郁、略带熟栗香者是好茶。

● 保存须知 最好密封、冷藏保存，以免破坏原有的味道和营养成分。

菊槐绿茶饮

原材料

绿茶	菊花	槐花	温水	冷水
5克	5克	5克	250毫升	适量

制作过程

① 菊花、槐花用冷水漂洗干净。
② 将菊花、槐花、绿茶放入杯内，加入温水，焖泡5分钟，即可饮用。

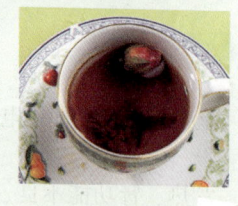

【注解】

绿茶较多地保留了鲜叶内的天然物质，其中茶多酚、咖啡碱保留了85%以上，叶绿素保留50%左右，维生素损失也较少，从而形成了绿茶"清汤绿叶，滋味收敛性强"的特点，为其他茶类所不及，堪称"茶中圣品"。

营养素（每百克的含量）

三大营养素	热量(千卡)	296
	蛋白质(克)	32.5
	脂肪(克)	2.3
	碳水化合物(克)	50.3
矿物质	钙(毫克)	332
	铁(毫克)	14.4
	磷(毫克)	191
	钾(毫克)	1643
	钠(毫克)	28.2
	铜(毫克)	1.74
	镁(毫克)	196
	锌(毫克)	4.24
	硒(微克)	3.18
胆固醇(毫克)		0
膳食纤维(克)		15.6

维生素

维生素A(微克)	维生素B_1(毫克)	维生素B_2(毫克)	维生素B_6(毫克)	维生素B_{12}(微克)	维生素C(毫克)
417	0.02	0.35	0.46	0	19

维生素D(毫克)	维生素E(毫克)	生物素(微克)	维生素K(微克)	维生素P(微克)	胡萝卜素(毫克)
0	9.57	0	140	230	5.8

（注：焦耳是现在使用的热量国际标准单位，但是千卡作为热量单位更为人们所熟知，故本书全文统一使用千卡来标注热量值。1千卡=4.18千焦。）

生菜

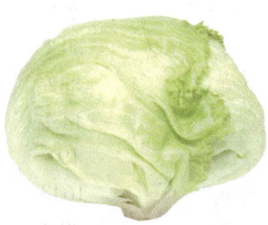

【保健功效】

- 防治癌症
- 预防胆结石
- 抗病毒
- 保护视力
- 预防便秘

别名：叶用莴苣

性味归经：性凉，味甘、苦，归胃、大肠经。

营养功效：促进血液循环、清热利尿、健胃生津、止渴除烦、通经脉、利五脏。

【人群宜忌】

宜

- 痛经者宜食用生菜。

忌

- 尿频、胃寒者应少食用生菜。

【食法宜忌】

宜

- 生菜可直接生食，也可爆炒、涮火锅等，但以直接食用所获的营养最多。

- **选购要诀** 以叶片新鲜挺拔、叶色深绿、无斑点者为佳。

- **保存须知** 最好现买现吃,不宜放入冰箱内冷藏。要远离苹果、香蕉、梨等食物,以免诱发赤褐斑点。

苹果生菜酸奶汁

原材料

苹果	生菜	柠檬	蜂蜜	酸奶
1个	50克	2片	20克	150克

制作过程

① 苹果去皮去核,切成小块;柠檬去皮,果肉切块;生菜洗净,切成片。

② 将苹果块、生菜片、柠檬块放入榨汁机中,榨取汁液。

③ 将滤净的蔬果汁倒入杯中,加入酸奶、蜂蜜拌匀,即可直接饮用。

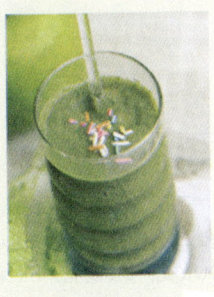

【注解】

生菜富含水分,生食时脆嫩爽口,深受人们喜爱。生菜富含膳食纤维、β-胡萝卜素、多种维生素及矿物质,营养价值较高,常吃生菜还可以预防多种疾病。因此,生菜享有"蔬菜皇后"的美誉。

营养素(每百克的含量)

三大营养素	热量(千卡)	12
	蛋白质(克)	1.3
	脂肪(克)	0.3
	碳水化合物(克)	1.4
矿物质	钙(毫克)	36
	铁(毫克)	1.3
	磷(毫克)	24
	钾(毫克)	250
	钠(毫克)	147
	铜(毫克)	0.08
	镁(毫克)	29
	锌(毫克)	0.21
	硒(微克)	1.15
胆固醇(毫克)		0
膳食纤维(克)		0.7

维生素

维生素A(微克)	维生素B_1(毫克)	维生素B_2(毫克)	维生素B_6(毫克)	维生素B_{12}(微克)	维生素C(毫克)
298	0.03	0.06	0.05	0	13

维生素D(毫克)	维生素E(毫克)	生物素(微克)	维生素K(微克)	维生素P(微克)	胡萝卜素(毫克)
0	1.02	0	29	0	0.8

(**注**:焦耳是现在使用的热量国际标准单位,但是千卡作为热量单位更为人们所熟知,故本书全文统一使用千卡来标注热量值。1千卡=4.18千焦。)

香菜

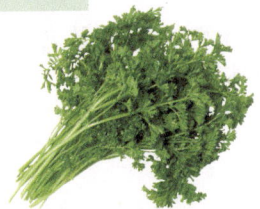

【保健功效】

- 保护血管
- 提高免疫力
- 促进食欲
- 保护眼睛

别名：芫荽、胡荽

性味归经：性温，味辛，归肺、脾经。

营养功效：消食下气、润肠利尿、醒脾调中、壮阳助肾。

【人群宜忌】

宜
- 患感冒、食欲不振及小儿出麻疹者尤其适合食用香菜。

忌
- 口臭、狐臭、严重龋齿、胃溃疡和口舌生疮患者不宜食香菜。

【食法宜忌】

忌
- 腐烂、发黄的香菜不可食用。
- 不宜与黄瓜、猪肉、动物肝脏一同食用。
- 服中药白术、苍术、丹皮时，不宜食用香菜。
- 服维生素K时不宜食用香菜。

- 选购要诀 以绿色鲜嫩、干爽无杂质、无黄叶烂叶、根部无泥者为佳。

- 保存须知 将香菜装入保鲜袋，同时放进一小块萝卜，扎紧保鲜袋，放入冰箱冷藏室。

香菜牛肉 ▼

原材料

| 牛肉 350克 | 香菜 100克 | 尖椒 适量 | 姜 适量 | 盐 适量 |

制作过程

① 牛肉切薄片，加入小苏打、白糖、盐、生抽、植物油，用手抓捏拌匀，腌制几分钟；香菜切成3段。

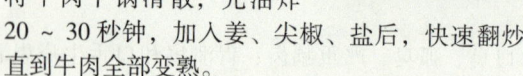

② 锅中多放植物油烧开，将牛肉下锅滑散，先油炸20～30秒钟，加入姜、尖椒、盐后，快速翻炒直到牛肉全部变熟。

③ 加入香菜，炒到香菜熟，加生抽、鸡精即可。

【注解】

香菜中胡萝卜素的含量为番茄、黄瓜、茄子、菜豆的10倍以上，钙、铁的含量也高过许多蔬菜。它不仅营养丰富，而且还可以防治多种疾病，是公认的10种最有益健康的蔬菜之一。

营养素（每百克的含量）

	热量(千卡)	31
三大营养素	蛋白质(克)	1.6
	脂肪(克)	0.4
	碳水化合物(克)	1.2
矿物质	钙(毫克)	101
	铁(毫克)	0.9
	磷(毫克)	33
	钾(毫克)	631
	钠(毫克)	284.1
	铜(毫克)	0.21
	镁(毫克)	33
	锌(毫克)	0.45
	硒(微克)	0.53
胆固醇(毫克)		0
膳食纤维(克)		1.2

维生素

维生素A(微克)	维生素B_1(毫克)	维生素B_2(毫克)	维生素B_6(毫克)	维生素B_{12}(微克)	维生素C(毫克)
193	0.04	0.15	0.01	120	48

维生素D(毫克)	维生素E(毫克)	生物素(微克)	维生素K(微克)	维生素P(微克)	胡萝卜素(毫克)
0	0.8				1.16

（**注**：焦耳是现在使用的热量国际标准单位，但是千卡作为热量单位更为人们所熟知，故本书全文统一使用千卡来标注热量值。1千卡=4.18千焦。）

小白菜

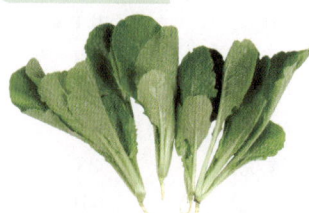

【保健功效】

- 防癌抗癌
- 预防动脉硬化
- 健脑安神
- 抗过敏
- 强健身体
- 美容护齿

别名：青菜、油白菜

性味归经：性凉，味甘，归肺、胃、大肠经。

营养功效：清热除烦、行气祛瘀、消肿散结、通利胃肠。

【人群宜忌】

宜

- 便秘者宜多食小白菜。

忌

- 脾胃虚寒者不宜多食小白菜。

【食法宜忌】

宜

- 小白菜食用前最好用水浸泡30分钟以上。

忌

- 用小白菜烹制菜肴时，炒、煮、熬的时间不宜过长。
- 小白菜要现做现吃，不要吃剩下的，更不要吃隔夜的熟小白菜。

● 选购要诀 以颜色鲜亮、翠绿，菜叶没有萎蔫、发黄者为佳。

● 保存须知 用保鲜膜密封，以防流失水分，放入冰箱内冷藏保存，但不宜时间过长。

银芽白菜汤

原材料

| 小白菜 50克 | 黄豆芽 50克 | 姜丝 少许 | 盐 2克 | 高汤 600毫升 |

制作过程

① 小白菜洗净切段。
② 锅中倒入植物油，烧至五成热时用姜丝炝锅，倒入高汤，加入豆芽同煮，汤开后，打去浮沫，豆芽煮透，去豆腥味，放入小白菜段，再煮2分钟，加盐、味精调味，淋香油即可。

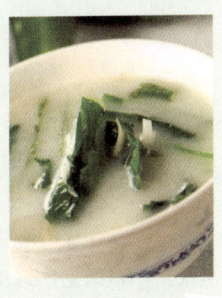

【注解】

小白菜各地都有栽培，但以长江以南为主要产区。小白菜品质清脆多汁、鲜嫩可口，是夏秋季节主要的蔬菜，其营养也非常丰富，是蔬菜中的佼佼者。

营养素(每百克的含量)

	热量(千卡)	15
三大营养素	蛋白质(克)	1.5
	脂肪(克)	0.3
	碳水化合物(克)	2.7
矿物质	钙(毫克)	90
	铁(毫克)	1.9
	磷(毫克)	36
	钾(毫克)	178
	钠(毫克)	73.5
	铜(毫克)	80
	镁(毫克)	18
	锌(毫克)	0.51
	硒(微克)	1.17
胆固醇(毫克)		0
膳食纤维(克)		1.1

维生素

维生素A(微克)	维生素B_1(毫克)	维生素B_2(毫克)	维生素B_6(毫克)	维生素B_{12}(微克)	维生素C(毫克)
280	0.02	0.09	0.12	0	28

维生素D(毫克)	维生素E(毫克)	生物素(微克)	维生素K(微克)	维生素P(微克)	胡萝卜素(毫克)
0	0.7		110		1.68

(注:焦耳是现在使用的热量国际标准单位,但是千卡作为热量单位更为人们所熟知,故本书全文统一使用千卡来标注热量值。1千卡=4.18千焦。)

黄瓜

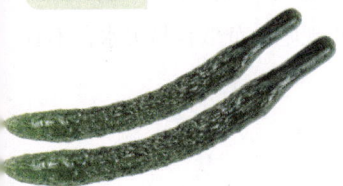

【保健功效】
- 防癌抗癌
- 预防冠心病
- 降血糖
- 美容瘦身

别名：胡瓜、刺瓜
性味归经：性凉，味甘，归脾、胃、大肠经。
营养功效：清热、解渴、除烦、利尿、消肿。

【人群宜忌】

宜
- 糖尿病患者宜经常食用黄瓜。

忌
- 脾胃虚弱、腹痛腹泻、肺寒咳嗽者应少食用黄瓜。
- 女子月经来潮期间应忌食生冷黄瓜。
- 肝病、心血管病、肠胃病以及高血压患者应忌食。

【食法宜忌】

宜
- "黄瓜头儿"最好也要吃掉。

忌
- 黄瓜不宜和西红柿、辣椒、菜花、芥蓝、苦瓜、柑橘、大白菜等富含维生素C的食物一同食用。

- 选购要诀 以瓜形直、质地稍硬、色泽光亮、外表有荆棘状凸起者为好,顶部若带有新鲜黄瓜花者尤佳。

- 保存须知 最好现买现吃,黄瓜容易失水,不宜放入冰箱内久藏。

小黄瓜柳丁汁

原材料

小黄瓜	柳丁	凉开水
4根	2个	80毫升

制作过程

① 将小黄瓜洗净切块;柳丁去皮。

② 将小黄瓜块、柳丁放入榨汁机中搅打均匀,倒入杯中,加入凉开水即可。

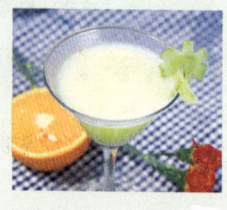

【注解】

新鲜的黄瓜清脆可口、甘甜解渴,可鲜食、凉拌、熟食、泡菜、腌渍、制干或做成罐头等。黄瓜不但营养丰富,而且保健功效极佳,更因其具有洁肤增白、祛斑抗皱、护肤防衰、消炎疗伤等作用而享有"厨房中的美容剂"之美誉。

营养素（每百克的含量）

三大营养素	热量(千卡)	15
	蛋白质(克)	0.8
	脂肪(克)	0.2
	碳水化合物(克)	2.4
矿物质	钙(毫克)	24
	铁(毫克)	0.5
	磷(毫克)	24
	钾(毫克)	102
	钠(毫克)	4.9
	铜(毫克)	50
	镁(毫克)	15
	锌(毫克)	0.18
	硒(微克)	0.38
胆固醇(毫克)		0
膳食纤维(克)		0.5

维生素

维生素A(微克)	维生素B_1(毫克)	维生素B_2(毫克)	维生素B_6(毫克)	维生素B_{12}(微克)	维生素C(毫克)
15	0.02	0.03	0.05	0	9

维生素D(毫克)	维生素E(毫克)	生物素(微克)	维生素K(微克)	维生素P(微克)	胡萝卜素(毫克)
0	0.46		34	0	0.09

（**注**：焦耳是现在使用的热量国际标准单位，但是千卡作为热量单位更为人们所熟知，故本书全文统一使用千卡来标注热量值。1千卡=4.18千焦。）

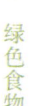

芹菜

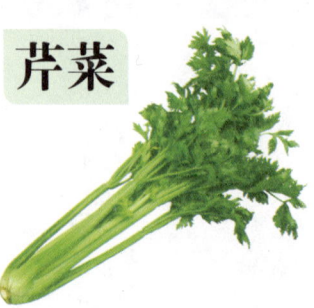

【保健功效】

- 补血补铁
- 防治便秘
- 促进食欲
- 瘦身
- 护肤
- 防治心血管疾病

别名：香芹、白芹

性味归经：性凉，味甘，归肺、胃、肝经。

营养功效：壮骨、散热、利尿、祛风利湿、健胃利血气、润肺止咳、健脑镇静。

【人群宜忌】

宜
- 高血压、高血糖、高脂血症患者宜食用芹菜。

忌
- 血压偏低者应慎食芹菜。

【食法宜忌】

宜
- 适合搭配富含维生素 E 的食物，如芝麻、贝类食物等。
- 食用芹菜时尽量保留其根叶，因根和叶子的营养成分比茎丰富。
- 烹制芹菜时应少放食盐。

- 选购要诀 芹菜以梗短而粗壮,菜叶翠绿而稀少者为佳。

- 保存须知 最好现买现吃;如果一次吃不完,可装入保鲜袋后放进冰箱冷藏,能保鲜2天左右。

芹菜蜜饮

原材料

| 鲜芹菜 100~150克 | 蜂蜜适量 | 冷水适量 |

制作过程

芹菜洗净捣烂绞汁,加适量水,与蜂蜜同炖温服。

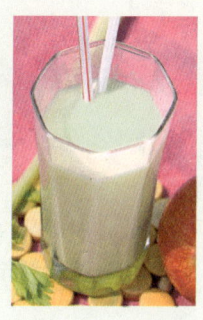

【注解】

芹菜含有较多的蛋白质、氨基酸、维生素、挥发性芳香油和多种人体必需矿物质。其中,钙和铁的含量比西红柿中的高15倍左右;维生素E的含量比普通蔬菜中的更高。近年来研究表明,芹菜还具有很好药用价值,常吃可防治多种疾病,是一种理想的"益寿延年菜"。

营养素(每百克的含量)

	热量(千卡)	13
三大营养素	蛋白质(克)	1.2
	脂肪(克)	0.2
	碳水化合物(克)	2.7
矿物质	钙(毫克)	80
	铁(毫克)	1.2
	磷(毫克)	18
	钾(毫克)	163
	钠(毫克)	159
	铜(毫克)	90
	镁(毫克)	18
	锌(毫克)	0.1
	硒(微克)	0.57
胆固醇(毫克)		0
膳食纤维(克)		0.9

维生素

维生素A(微克)	维生素B₁(毫克)	维生素B₂(毫克)	维生素B₆(毫克)	维生素B₁₂(微克)	维生素C(毫克)
57	0.02	0.03	0.08	0	8

维生素D(毫克)	维生素E(毫克)	生物素(微克)	维生素K(微克)	维生素P(微克)	胡萝卜素(毫克)
0	0.2		10	0	0.06

(**注：**焦耳是现在使用的热量国际标准单位，但是千卡作为热量单位更为人们所熟知，故本书全文统一使用千卡来标注热量值。1千卡=4.18千焦。)

韭菜

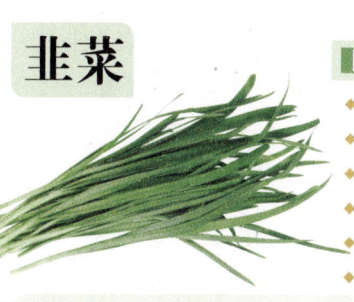

【保健功效】
- 防癌抗癌
- 降血脂
- 补肾壮阳
- 防治便秘
- 促进消化
- 护目护肤

别名：长生韭、扁菜

性味归经：性温，味辛，归胃、肝、肾经。

营养功效：健胃提神、助阳固精、温中下气、活血化瘀。

【人群宜忌】

宜

◆ 夜盲症、眼干燥症、便秘、痔疮以及噎膈反胃患者宜食用韭菜。

◆ 男子阳事衰弱，妇女阳气不足、行经小腹冷痛、产后乳汁不通者宜食用韭菜。

【食法宜忌】

宜

◆ 食用时最好搭配富含维生素 B_1 的食物。

忌

◆ 韭菜忌和蜂蜜、牛肉一同食用。
◆ 韭菜同酒一起食用会引起胃肠疾病。
◆ 隔夜的熟韭菜不能吃。

- 选购要诀　以颜色嫩绿，茎叶新鲜多汁者为佳。
- 保存须知　韭菜容易失水，最好现买现吃。

韭菜炒鸡蛋

原材料

| 新鲜韭菜 100克 | 鸡蛋 2～3个 | 植物油 40克 | 盐 4克 |

制作过程

① 将新鲜韭菜择好，洗净切碎，放在碗里，加入盐，用筷子搅拌匀。

② 将鸡蛋去壳倒入盛韭菜的碗里。

③ 坐锅放植物油，待油热，将调好的鸡蛋、韭菜倒入锅里翻炒，至熟出锅。

【注解】

　　韭菜菜质柔嫩，味道香辛，是一种营养价值极高的蔬菜，富含胡萝卜素、维生素 B_2、维生素 C 及钙、磷、铁等矿物质。同时，韭菜还有一定的药用价值，其温补肝肾、助阳固精的效果尤佳，在药典上有"起阳草"之称。

营养素（每百克的含量）

	热量(千卡)	26
三大营养素	蛋白质(克)	2.7
	脂肪(克)	0.4
	碳水化合物(克)	3.2
矿物质	钙(毫克)	42
	铁(毫克)	1.3
	磷(毫克)	38
	钾(毫克)	290
	钠(毫克)	2.7
	铜(毫克)	8.1
	镁(毫克)	25
	锌(毫克)	0.31
	硒(微克)	1.38
胆固醇(毫克)		0
膳食纤维(克)		1.6

维生素

维生素A(微克)	维生素B_1(毫克)	维生素B_2(毫克)	维生素B_6(毫克)	维生素B_{12}(微克)	维生素C(毫克)
235	0.02	0.09	0.13	0	24

维生素D(毫克)	维生素E(毫克)	生物素(微克)	维生素K(微克)	维生素P(微克)	胡萝卜素(毫克)
0	0.96		180		1.14

（**注**：焦耳是现在使用的热量国际标准单位，但是千卡作为热量单位更为人们所熟知，故本书全文统一使用千卡来标注热量值。1千卡=4.18千焦。）

油菜

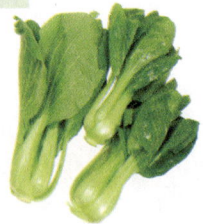

【保健功效】

- 防癌抗癌
- 降低血脂
- 散血消肿
- 润肠通便
- 强身健体
- 明目

别名：青菜、胡菜

性味归经：性凉，味甘，归肝、肺、脾经。

营养功效：活血化瘀、解毒消肿、宽肠通便。

【人群宜忌】

宜
- 口腔溃疡、牙龈出血、腹痛泄泻、肺热咳嗽、痈疮肿毒患者宜食用油菜。

忌
- 消化不良、糖尿病患者、麻疹初愈者不宜食用油菜。

【食法宜忌】

宜
- 食用油菜时应现做现切，并用旺火爆炒。

忌
- 油菜不宜和南瓜一同食用。
- 烹制芹菜时应少放食盐。

- **选购要诀** 以叶子新鲜、叶色深、无斑点者为佳，茎挺拔而脆的油菜说明水分充足。

- **保存须知** 最好现买现吃。

西芹油菜牛奶汁

原材料

油菜	西芹	牛奶
4棵	2根	150克

制作过程

① 油菜和西芹分别洗净，切成小段，放入榨汁机中搅打成汁。

② 将菜汁连同菜渣一起倒入杯中，加入牛奶调匀即可。

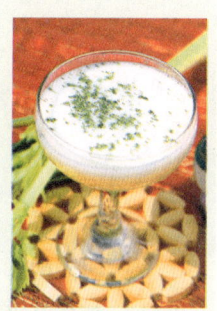

【注解】

　　油菜质地鲜嫩、色美，适于烧、炒、泡、腌，也可切丝过油成菜松，在拼冷盘时做配料用。油菜是营养丰富的绿色蔬菜，而且极具保健价值，有散血、消肿、消食、治咳、解酒、利大小便等功效，常吃油菜对身体非常有益。

营养素(每百克的含量)

类别	营养素	含量
	热量(千卡)	23
三大营养素	蛋白质(克)	1.3
	脂肪(克)	0.3
	碳水化合物(克)	2.7
矿物质	钙(毫克)	108
	铁(毫克)	1.1
	磷(毫克)	58
	钾(毫克)	110
	钠(毫克)	55.8
	铜(毫克)	60
	镁(毫克)	22
	锌(毫克)	0.4
	硒(微克)	0.79
胆固醇(毫克)		0
膳食纤维(克)		0.2

维生素

维生素A(微克)	维生素B_1(毫克)	维生素B_2(毫克)	维生素B_6(毫克)	维生素B_{12}(微克)	维生素C(毫克)
103	0.04	0.11	0.08	0	36

维生素D(毫克)	维生素E(毫克)	生物素(微克)	维生素K(微克)	维生素P(微克)	胡萝卜素(毫克)
0	0.88	0	33	0	0.62

(**注:** 焦耳是现在使用的热量国际标准单位,但是千卡作为热量单位更为人们所熟知,故本书全文统一使用千卡来标注热量值。1千卡=4.18千焦。)

豌豆

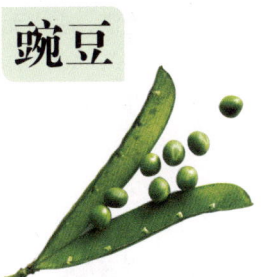

【保健功效】
- 防癌抗癌
- 抵抗焦虑
- 抗过敏
- 抗菌消炎
- 预防便秘
- 护肤养颜

别名：寒豆、雪豆

性味归经：性微寒，味甘，归心、脾、胃、大肠经。

营养功效：益中气、解毒利水、除呃逆、止泻痢、解渴通乳。

【人群宜忌】

宜
- 皮肤干燥、产后少乳、有脚气病者宜食用豌豆。
- 心脏病、下肢浮肿、糖尿病、痈肿患者宜食用豌豆。

忌
- 消化不良、脾胃虚弱者不宜多食豌豆。

【食法宜忌】

宜
- 豌豆与富含氨基酸的食物一起烹调，可以明显提高豌豆的营养价值。

忌
- 食用豌豆应适量，否则会导致腹胀。

- **选购要诀** 以颜色鲜绿,果实均匀、饱满,表皮无霉斑者为佳。
- **保存须知** 置于室内阴凉、通风、干燥处即可。

豌豆鱼头汤

原材料

- 豌豆50克
- 蘑菇50克
- 香菜50克
- 鱼头1个
- 鱼骨头100克
- 料酒适量
- 盐适量
- 鸡精适量
- 葱适量
- 生姜水适量

制作过程

1. 将鱼头、鱼骨洗净备用;香菜、葱洗净切成末。
2. 锅上火放油,油热后放入葱末、鱼头、鱼骨头翻炒,再加入料酒、冷水、生姜水、盐,待锅开后倒入豌豆、蘑菇、鸡精,小火煮至豆软,撒香菜末,即可出锅。

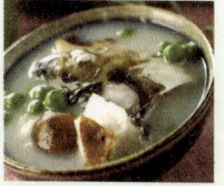

【注解】

豌豆味道鲜美,营养丰富,富含膳食纤维、糖类、多种维生素、微量元素和人体必需的各种氨基酸等。经常食用豌豆对生长发育大有益处,是一种非常健康的豆类食品。

营养素（每百克的含量）

	热量(千卡)	313
三大营养素	蛋白质(克)	20.3
	脂肪(克)	1.1
	碳水化合物(克)	55.4
矿物质	钙(毫克)	97
	铁(毫克)	4.9
	磷(毫克)	130
	钾(毫克)	160
	钠(毫克)	9.7
	铜(毫克)	0.22
	镁(毫克)	43
	锌(毫克)	1.01
	硒(微克)	1.74
胆固醇(毫克)		0
膳食纤维(克)		10.4

维生素

维生素A(微克)	维生素B_1(毫克)	维生素B_2(毫克)	维生素B_6(毫克)	维生素B_{12}(微克)	维生素C(毫克)
42	0.43	0.14	0.09	0	43

维生素D(毫克)	维生素E(毫克)	生物素(微克)	维生素K(微克)	维生素P(微克)	胡萝卜素(毫克)
0	8.47	0	33	0	0.25

（**注**：焦耳是现在使用的热量国际标准单位，但是千卡作为热量单位更为人们所熟知，故本书全文统一使用千卡来标注热量值。1千卡=4.18千焦。）

丝瓜

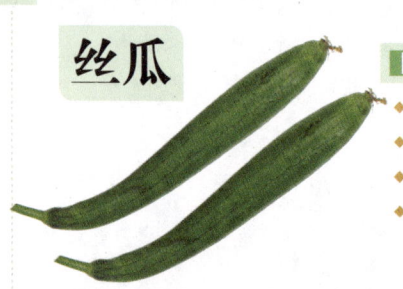

【保健功效】
- 防癌抗菌
- 健脑护心
- 美容护肤
- 防治败血症

别名：吊瓜、天萝

性味归经：性平，味甘，归肺、肝经。

营养功效：清热凉血、生津止渴、顺气健脾、消肿解毒、清热利咽、祛风化痰。

【人群宜忌】

宜
- 月经不调、湿热带下、产后乳汁不通者适宜食用丝瓜。

忌
- 身体虚弱、脾胃虚寒、消化不良、腹泻者不宜食用丝瓜。

【食法宜忌】

宜
- 丝瓜含水丰富，宜现做现切。

忌
- 丝瓜不宜生吃。

- 选购要诀　以瓜形挺直,瓜皮颜色翠绿鲜艳、未变黑,无皱缩,不断、不烂、不伤者为佳。
- 保存须知　置于通风阴凉之处可保鲜2天左右。

丝瓜木耳汤

原材料

| 丝瓜250克 | 白芷15克 | 料酒10克 | 味精2克 | 黑木耳(水发)30克 |
| 姜5克 | 葱10克 | 盐3克 | 香油20克 | 胡椒粉2克 |

制作过程

① 丝瓜去皮,切斜刀块;黑木耳洗净;白芷润透,切片;姜切片,葱切段。

② 将丝瓜、黑木耳、白芷、姜、葱、料酒同放炖锅内,加水1800毫升,旺火烧沸,再用小火炖煮30分钟,加入盐、味精、胡椒粉、香油调味即成。

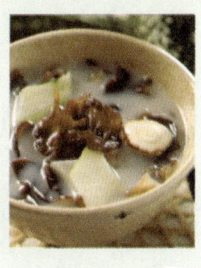

【注解】

丝瓜不仅口感佳、营养多,含有大量的维生素、矿物质及皂苷、植物黏液等物质,还颇具养生保健价值,美容护肤效果尤佳,又被称为"美容瓜"。

营养素(每百克的含量)

	热量(千卡)	20
三大营养素	蛋白质(克)	1
	脂肪(克)	0.2
	碳水化合物(克)	3.6
矿物质	钙(毫克)	14
	铁(毫克)	0.4
	磷(毫克)	29
	钾(毫克)	115
	钠(毫克)	2.6
	铜(毫克)	60
	镁(毫克)	11
	锌(毫克)	0.21
	硒(微克)	0.86
胆固醇(毫克)		0
膳食纤维(克)		0.6

维生素

维生素A(微克)	维生素B_1(毫克)	维生素B_2(毫克)	维生素B_6(毫克)	维生素B_{12}(微克)	维生素C(毫克)
15	0.02	0.04	0.07	0	5

维生素D(毫克)	维生素E(毫克)	生物素(微克)	维生素K(微克)	维生素P(微克)	胡萝卜素(毫克)
0	0.22	0	12		0.09

（注：焦耳是现在使用的热量国际标准单位，但是千卡作为热量单位更为人们所熟知，故本书全文统一使用千卡来标注热量值。1千卡=4.18千焦。）

香椿

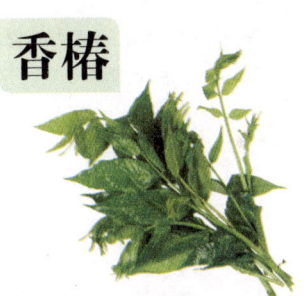

【保健功效】
- 提高机体免疫力
- 防治不孕不育
- 蛔虫杀菌
- 促进食欲

别名：椿芽

性味归经：性平，味甘、微苦，归肝、胃、肾经。

营养功效：清热解毒、涩肠止血、健胃理气、祛风除湿。

【人群宜忌】

宜
- 食欲不振，患有蛔虫病者宜食用香椿。

忌
- 香椿为发物，所以慢性疾病患者应少食或不食。

【食法宜忌】

宜
- 香椿以谷雨之前所发为佳，应吃"早、鲜、嫩者"。
- 一定要吃用开水烫过的香椿，否则容易诱发癌症。

忌
- 香椿不可过量食用，每餐30～50克为宜，多食可能会使人神志不清。

- 选购要诀　紫香椿芽孢呈紫褐色，有光泽，香味浓郁，油脂多；绿香椿叶香，味稍淡，油脂少。
- 保存须知　香椿不太好保存，最好现买现吃。

香椿芽粥

原材料

| 粳米100克 | 香椿芽100克 | 盐2克 | 冷水适量 |

制作过程

① 将香椿芽择洗干净，放入开水中略烫后捞出。
② 粳米洗净，用冷水浸泡半小时。
③ 锅中加入约1000毫升冷水，将粳米放入，先用旺火烧沸，再改用小火熬至八成熟，加入香椿，再续煮至粥成，下入盐拌匀，再稍焖片刻即可。

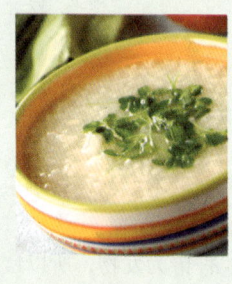

【注解】

香椿为多年生落叶乔木香椿树的嫩芽。其顶端嫩芽和嫩叶脆嫩多汁、香气浓郁、风味独特，富含蛋白质、氨基酸、各种挥发油、多种维生素和微量元素等，营养十分丰富，是人们春季非常喜欢食用的珍品。香椿也是世界上唯一的乔木蔬菜，素有"树上青菜"之美称。

营养素(每百克的含量)

	热量(千卡)	47
三大营养素	蛋白质(克)	1.7
	脂肪(克)	0.4
	碳水化合物(克)	9.1
矿物质	钙(毫克)	96
	铁(毫克)	3.9
	磷(毫克)	147
	钾(毫克)	548
	钠(毫克)	4.6
	铜(毫克)	90
	镁(毫克)	36
	锌(毫克)	2.25
	硒(微克)	0.42
胆固醇(毫克)		0
膳食纤维(克)		1.8

维生素

维生素A(微克)	维生素B_1(毫克)	维生素B_2(毫克)	维生素B_6(毫克)	维生素B_{12}(微克)	维生素C(毫克)
117	0.07	0.12	0	0	40

维生素D(毫克)	维生素E(毫克)	生物素(微克)	维生素K(微克)	维生素P(微克)	胡萝卜素(毫克)
0	0.99	0	230	0	0.7

(**注**:焦耳是现在使用的热量国际标准单位,但是千卡作为热量单位更为人们所熟知,故本书全文统一使用千卡来标注热量值。1千卡=4.18千焦。)

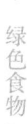

茼蒿

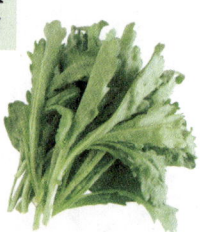

【保健功效】

- ◆ 安神健脑
- ◆ 消肿利尿
- ◆ 清肺化痰
- ◆ 预防便秘
- ◆ 促进食欲

别名：蓬蒿、蒿菜

性味归经：性平，味辛、甘，归脾、胃经。

营养功效：清血养心，润肺消痰。

【人群宜忌】

宜

- ◆ 中老年人宜食用。
- ◆ 食欲不振、消化不良、便秘患者宜食用。

忌

- ◆ 腹泻患者不宜多食。
- ◆ 肠胃敏感者慎食。

【食法宜忌】

宜

- ◆ 茼蒿与肉、蛋等荤菜共炒可提高其维生素 A 的利用率。
- ◆ 茼蒿在烹调时应注意用旺火快炒，因其中的芳香精油遇热易挥发，会减弱茼蒿的保健功效。

● **选购要诀** 春天到初夏季节的茼蒿较好。茼蒿分大叶、中叶和小叶3种,其中中叶品质好,茎不硬,叉多,叶厚实,比较鲜嫩,能经受日照,香味大。不要购买有病斑、叶发黄、叶边枯萎的茼蒿。

● **保存须知** 茼蒿最好现买现吃。

蒜蓉茼蒿

原材料

茼蒿	盐	味精	蒜	植物油
400克	5克	1克	50克	40克

制作过程

① 将茼蒿用清水洗净,沥水;蒜剁蓉。

② 锅中加入植物油烧至五成热,下蒜蓉炒香,放入茼蒿,翻炒几下后加入盐、鸡精拌匀,放入香油即可。

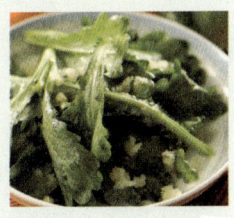

【注解】

茼蒿具有蒿之清气、菊之甘香,其味道鲜嫩可口,食法多种多样,可凉拌、炒食或煮食等。茼蒿的营养价值极高,一般营养成分无所不备,尤其胡萝卜素的含量超过普通蔬菜。南宋诗人陆游曾专门为茼蒿赋诗,称赞其为"天赐佳蔬"。

营养素(每百克的含量)

	热量(千卡)	21
三大营养素	蛋白质(克)	1.9
	脂肪(克)	0.3
	碳水化合物(克)	2.7
矿物质	钙(毫克)	73
	铁(毫克)	2.5
	磷(毫克)	36
	钾(毫克)	220
	钠(毫克)	161.3
	铜(毫克)	60
	镁(毫克)	20
	锌(毫克)	0.35
	硒(微克)	0.6
胆固醇(毫克)		0
膳食纤维(克)		1.2

维生素

维生素A(微克)	维生素B_1(毫克)	维生素B_2(毫克)	维生素B_6(毫克)	维生素B_{12}(微克)	维生素C(毫克)
252	0.04	0.09	0.13	0	18

维生素D(毫克)	维生素E(毫克)	生物素(微克)	维生素K(微克)	维生素P(微克)	胡萝卜素(毫克)
0	0.92		250	0	1.51

(**注**：焦耳是现在使用的热量国际标准单位，但是千卡作为热量单位更为人们所熟知，故本书全文统一使用千卡来标注热量值。1千卡=4.18千焦。)

苦瓜

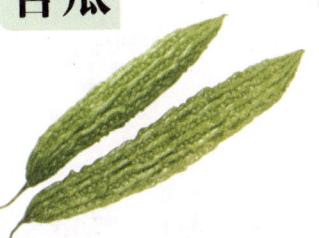

【保健功效】

- 防癌抗癌
- 防治糖尿病
- 美容
- 促进消化
- 防治脚气病

别名：癞瓜、凉瓜

性味归经：性寒，味苦，归脾、胃、心、肝经。

营养功效：清暑祛热、明目解毒、养血益气、补肾健脾、滋肝明目。

【人群宜忌】

宜

- 脚气病、癌症、糖尿病患者宜食用苦瓜。
- 热天患有疖疮、痱子、目赤、咽喉痛、急性痢疾的人宜食。

忌

- 脾胃虚寒者不宜多食苦瓜。

【食法宜忌】

忌

- 苦瓜忌多吃，每次以 80～100 克为宜。因为苦瓜中草酸多，多食会影响钙元素的吸收。

- 选购要诀　颗粒愈大愈饱满，表示瓜肉愈厚。苦瓜以幼瓜为好，整体发黄者不宜购买。
- 保存须知　置于通风、阴凉、干燥处即可。

苦瓜炖蛤汤

原材料

| 苦瓜25克 | 文蛤500克 | 香油少许 | 料酒少许 | 生姜少许 |

制作过程

① 文蛤洗净；苦瓜洗净，切片。

② 将文蛤入沸水锅内煮至壳张，去壳挖肉，除净内脏，入热油锅内爆炒，加料酒、生姜、盐拌匀。

③ 将苦瓜片铺入砂锅底，上面放蛤肉，加适量水，炖至蛤肉熟透入味，淋上香油即成。

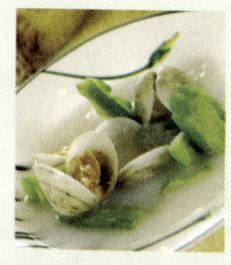

【注解】

苦瓜虽然含有一种特殊的苦味，却从不会把苦味传给"别人"，所以苦瓜又有"君子菜"的雅称。苦瓜富含独特的苦味素，营养价值极高，经常食用苦瓜可起到极佳的保健作用。

营养素（每百克的含量）

	热量(千卡)	18
三大营养素	蛋白质(克)	1.2
	脂肪(克)	0.1
	碳水化合物(克)	3
矿物质	钙(毫克)	14
	铁(毫克)	0.6
	磷(毫克)	36
	钾(毫克)	200
	钠(毫克)	1.8
	铜(毫克)	60
	镁(毫克)	18
	锌(毫克)	0.29
	硒(微克)	0.36
胆固醇(毫克)		0
膳食纤维(克)		1.5

维生素

维生素A(微克)	维生素B_1(毫克)	维生素B_2(毫克)	维生素B_6(毫克)	维生素B_{12}(微克)	维生素C(毫克)
17	0.03	0.03	0.06	0	56

维生素D(毫克)	维生素E(毫克)	生物素(微克)	维生素K(微克)	维生素P(微克)	胡萝卜素(毫克)
0	0.85		41		0.1

（**注**：焦耳是现在使用的热量国际标准单位，但是千卡作为热量单位更为人们所熟知，故本书全文统一使用千卡来标注热量值。1千卡=4.18千焦。）

蕨菜

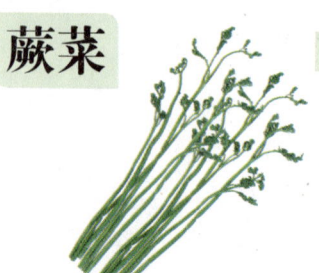

【保健功效】
- 预防心脑血管疾病
- 解毒杀菌
- 清肠通便
- 抗衰老
- 利尿

别名：蕨儿菜、鹿角菜

性味归经：性寒，味甘，归肝、肺经。

营养功效：清热、润肠、降气、化痰、活血、止痛。

【人群宜忌】

忌
- 脾胃虚寒者不宜多食蕨菜。

【食法宜忌】

宜
- 蕨菜一般用开水煮熟后，取出撕开，用清水浸泡1~2天，每天换清水数次，泡去涩味，加油盐调料回锅炒熟食。

忌
- 蕨菜不宜与花生一同食用，也不宜长期大量食用。

- 选购要诀　挑选细嫩的蕨菜，茎秆摸上去比较硬的，说明蕨菜已经"老"了，不要购买。
- 保存须知　最好现买现吃；干品可置于室内通风阴凉处保存。

麻辣鸡丝蕨菜

原材料

| 鸡脯肉 50克 | 蕨菜 300克 | 花椒 适量 | 料酒 适量 | 干红辣椒 适量 |

制作过程

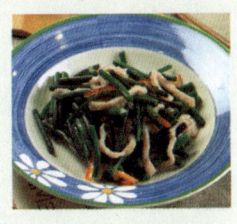

① 将鸡脯肉切丝，用湿淀粉上浆；蕨菜用开水焯过，切成段。

② 锅内放色拉油，烧至五成热，下入上浆的鸡肉丝滑至变色，捞出沥油。

③ 锅留底油，烧至五成热，下花椒、干辣椒煸出香味，捞去花椒。

④ 油温七成热时，下葱、姜炒香，放入鸡肉丝、蕨菜，烹料酒，加盐、味精翻炒，淋入香油即可。

【注解】

蕨菜鲜嫩细软，余味悠长，而且营养价值很高，同时具有多种药用功能，所以又享有"山菜之王"的美誉。

营养素（每百克鲜品的含量）

	热量(千卡)	251
三大营养素	蛋白质(克)	6.6
	脂肪(克)	0.9
	碳水化合物(克)	9
矿物质	钙(毫克)	17
	铁(毫克)	4.2
	磷(毫克)	50
	钾(毫克)	59
	钠(毫克)	1297
	铜(毫克)	2.79
	镁(毫克)	82
	锌(毫克)	18.11
	硒(微克)	6.34
胆固醇(毫克)		0
膳食纤维(克)		25.5

维生素

维生素A(微克)	维生素B_1(毫克)	维生素B_2(毫克)	维生素B_6(毫克)	维生素B_{12}(微克)	维生素C(毫克)
120	0.1	0.16	0.02	0	3

维生素D(毫克)	维生素E(毫克)	生物素(微克)	维生素K(微克)	维生素P(微克)	胡萝卜素(毫克)
0	0.53	0	120	0	1.1

（**注**：焦耳是现在使用的热量国际标准单位，但是千卡作为热量单位更为人们所熟知，故本书全文统一使用千卡来标注热量值。1千卡=4.18千焦。）

第四章
黄色食物
—— 免疫力堡垒

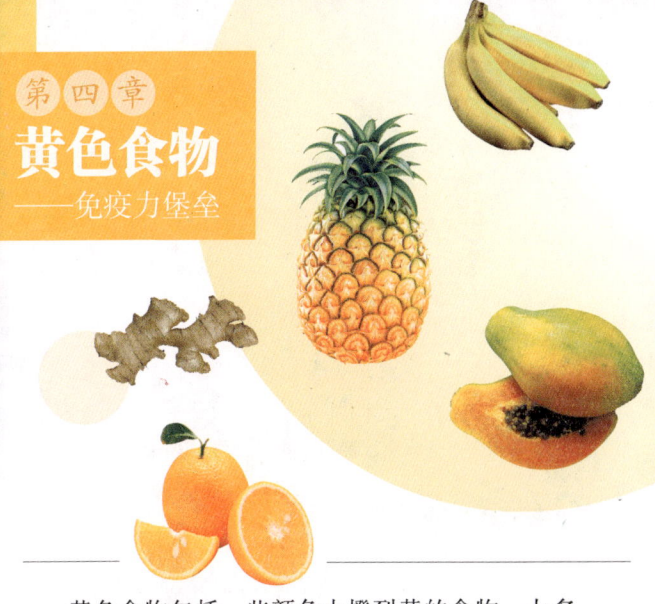

黄色食物包括一些颜色由橙到黄的食物,大多数的黄色食物不但营养丰富,而且价格便宜。黄色在五行中属土,对应脾脏及胃,而脾是参与消化的重要器官,同时具有保护机体,防卫外来伤害的作用。

基础营养素
◆ 黄色食物大都含有丰富的胡萝卜素、黄酮素和膳食纤维。
◆ 黄色食物中维生素尤其是维生素 C 的含量特别高。

黄豆

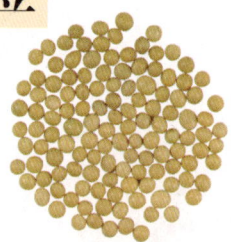

【保健功效】

- 防癌抗癌
- 防治心脑血管疾病
- 治疗更年期综合征
- 促进骨骼发育
- 瘦身美容

别名：大豆、黄大豆

性味归经：性平，味甘，归脾、大肠经。

营养功效：逐水胀，除胃中热痹，伤中淋露，下瘀血。

【人群宜忌】

忌

- 有慢性消化道疾病的人应尽量少食黄豆。
- 痛风、消化功能不良、消化性溃疡、低碘和严重肝病患者不宜食用黄豆。

【食法宜忌】

宜

- 一定要将黄豆烹制熟透后再食用。
- 将黄豆做成豆制品食用，其蛋白质的消化率更高。

忌

- 黄豆难于消化，每次不能食用过多。
- 不宜经常食用。

- **选购要诀** 以颗粒饱满、圆润，大小均匀，成色新，表面光滑无霉斑，掉到木板上可以弹起者为佳。
- **保存须知** 黄豆中的 B 族维生素容易受到紫外线的破坏，所以应置于避光、通风、干燥处贮存。

红薯芥菜黄豆汤

原材料

黄豆	红薯	芥菜	猪瘦肉	姜
75克	380克	300克	100克	2片

制作过程

1. 红薯去皮，洗净，切厚块；芥菜和黄豆洗净；猪瘦肉洗净，焯后再冲洗干净。
2. 煲中加适量水，沸后放入红薯、芥菜、黄豆、猪瘦肉和姜片，水滚后改小火煲约90分钟，下盐调味即成。

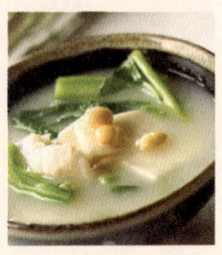

【注解】

黄豆中的蛋白质与鸡蛋、鲜奶中的蛋白质的成分十分相似，含有人体所必需的多种氨基酸，其组成的比例也与人体需要接近，因此黄豆成为数百种天然食物中最受营养学家推崇的保健食品之一。

营养素（每百克的含量）

	热量(千卡)	391
三大营养素	蛋白质(克)	35.6
	脂肪(克)	19
	碳水化合物(克)	19.5
矿物质	钙(毫克)	191
	铁(毫克)	8.3
	磷(毫克)	400
	钾(毫克)	1800
	钠(毫克)	0.5
	铜(毫克)	1.35
	镁(毫克)	199
	锌(毫克)	3.04
	硒(微克)	6.16
胆固醇(毫克)		0
膳食纤维(克)		11.9

维生素

维生素A(微克)	维生素B_1(毫克)	维生素B_2(毫克)	维生素B_6(毫克)	维生素B_{12}(微克)	维生素C(毫克)
37	0.41	0.11	0.59	0	0

维生素D(毫克)	维生素E(毫克)	生物素(微克)	维生素K(微克)	维生素P(微克)	胡萝卜素(毫克)
0	18.9		34	0	0.17

（注：焦耳是现在使用的热量国际标准单位，但是千卡作为热量单位更为人们所熟知，故本书全文统一使用千卡来标注热量值。1千卡=4.18千焦。）

鸡蛋

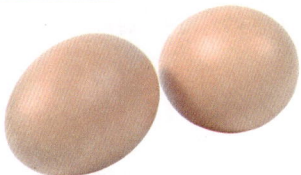

【保健功效】
- 防癌抗癌
- 预防动脉硬化
- 保护肝脏
- 健脑益智
- 延缓衰老

别名：鸡卵、鸡子

性味归经：性平，味甘，归肝、脾、肺经。

营养功效：补中益气、润肺利咽、清热解毒、养阴健体。

【人群宜忌】

宜
- 体质虚弱、营养不良、贫血者宜食用。
- 产妇和婴幼儿宜食用。

忌
- 高胆固醇患者，尤其是重度患者，应慎食鸡蛋。
- 患有肾脏疾病的人应禁食鸡蛋。

【食法宜忌】

宜
- 白水煮蛋最富营养。

忌
- 鸡蛋不宜生吃或用开水冲服。
- 茶叶蛋应少食用，毛蛋和臭蛋则不宜食用。

选购要诀 看：新鲜蛋表面似粉状。摸：新鲜蛋轻摸发涩，手感发沉。

保存须知 鸡蛋可放在冰箱内冷藏保存。

鸡蛋木耳粥

原材料

| 粳米100克 | 鸡蛋2只 | 银芽15克 | 菠菜20克 | 黑木耳30克 |

制作过程

① 粳米放入锅中加入适量冷水用旺火烧沸后，再改用小火慢煮成稀粥，盛起备用。
② 鸡蛋摊成蛋皮，切丝。
③ 木耳泡发回软，择洗干净；银芽、菠菜分别洗净。
④ 锅中加入高汤，上火烧沸，下入盐、味精和姜末，再下入稀粥、蛋皮丝、黑木耳、银芽、菠菜，煮沸离火即成。

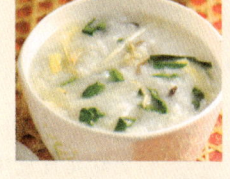

【注解】

鲜鸡蛋所含的蛋白质组成与人体组织中的蛋白质组成极为接近，因此吸收率相当高，是自然界中最优良的蛋白质，因此，鸡蛋被营养学家称为"完全蛋白质模式"和"理想的营养库"。

营养素（每百克的含量）

三大营养素	热量（千卡）	140
	蛋白质（克）	12.9
	脂肪（克）	9.1
	碳水化合物（克）	1.5
矿物质	钙（毫克）	43
	铁（毫克）	2
	磷（毫克）	182
	钾（毫克）	60
	钠（毫克）	94.7
	铜（毫克）	70
	镁（毫克）	11
	锌（毫克）	1.01
	硒（微克）	15
胆固醇（毫克）		585
膳食纤维（克）		0

维生素

维生素A（微克）	维生素B_1（毫克）	维生素B_2（毫克）	维生素B_6（毫克）	维生素B_{12}（微克）	维生素C（毫克）
310	0.09	0.31	70	0.9	0

维生素D（毫克）	维生素E（毫克）	生物素（微克）	维生素K（微克）	维生素P（微克）	胡萝卜素（毫克）
3	1.23	13	12	0	0

（**注：**焦耳是现在使用的热量国际标准单位，但是千卡作为热量单位更为人们所熟知，故本书全文统一使用千卡来标注热量值。1千卡=4.18千焦。）

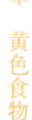

胡萝卜

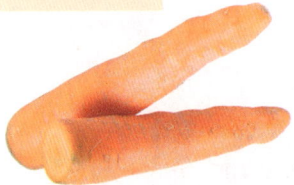

【保健功效】
- 抗癌抗过敏
- 保护血管
- 提高免疫力
- 保护眼睛
- 瘦身减肥

别名：红萝卜、金笋
性味归经：性平，味甘，归肺、脾、胃经。
营养功效：健脾和胃、壮阳补肾、化滞通气。

【人群宜忌】

宜
- 经常吸烟、熬夜，长期与水银接触的人宜多食。
- 儿童及青少年宜多食用胡萝卜。
- 营养不良、食欲不振和高血压、胆石症患者宜多食。

【食法宜忌】

宜
- 胡萝卜最好和肉片、植物油等油脂一起烹制，这样可使β-胡萝卜素更易消化和吸收。

忌
- 胡萝卜忌与过多的醋同食，否则容易破坏其中的β-胡萝卜素。
- 胡萝卜忌与白萝卜同食，否则会破坏维生素C。

- **选购要诀** 以茎块长且直，体态均匀饱满，外表光滑无疙瘩，根须处新鲜者为佳。鲜亮发湿的胡萝卜很有可能是被硫黄熏蒸过的，购买时应多加注意。

- **保存须知** 可置于室内通风阴凉处存放。

胡萝卜炒蘑菇

原材料

| 胡萝卜 250克 | 蘑菇 100克 | 色拉油 50克 | 黄豆 30克 |
| 西蓝花 30克 | 味精 2克 | 白糖 1克 | 盐 5克 |

制作过程

① 胡萝卜去皮切成小块，蘑菇切片，黄豆泡透蒸熟，西蓝花掰成小颗。

② 炒锅下色拉油，放入胡萝卜、蘑菇翻炒，加入少许清水，用中火煮至胡萝卜块软烂时，下入熟黄豆、西蓝花，调入盐、味精、白糖，煮透即可。

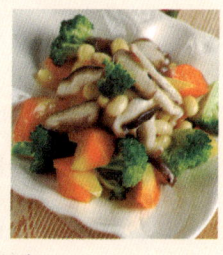

【注解】

胡萝卜因其颜色靓丽，脆嫩多汁，芳香甘甜而受到人们的喜爱。因其营养丰富，又对人体具有多方面的保健功能，被誉为"大众人参"。

营养素(每百克的含量)

		热量(千卡)	38
三大营养素		蛋白质(克)	0.9
		脂肪(克)	0.3
		碳水化合物(克)	7.9
矿物质		钙(毫克)	32
		铁(毫克)	1
		磷(毫克)	20
		钾(毫克)	232
		钠(毫克)	71.4
		铜(毫克)	30
		镁(毫克)	7
		锌(毫克)	0.14
		硒(微克)	2.8
胆固醇(毫克)			0
膳食纤维(克)			1.2

维生素

维生素A(微克)	维生素B_1(毫克)	维生素B_2(毫克)	维生素B_6(毫克)	维生素B_{12}(微克)	维生素C(毫克)
688	0.04	0.03	0.11	0	12

维生素D(毫克)	维生素E(毫克)	生物素(微克)	维生素K(微克)	维生素P(微克)	胡萝卜素(毫克)
0	0.5		3	0	4.81

(**注**:焦耳是现在使用的热量国际标准单位,但是千卡作为热量单位更为人们所熟知,故本书全文统一使用千卡来标注热量值。1千卡=4.18千焦。)

玉米

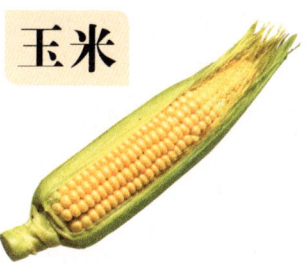

【保健功效】
- 防癌抗癌
- 防治心脑血管疾病
- 护胃通肠
- 抗衰美容

别名：苞谷、棒子
性味归经：性平，味甘，归胃、大肠经。
营养功效：开胃、健脾、除湿、利尿。

【人群宜忌】

宜
- 老人宜多食玉米。
- 营养不良者应多食。
- 心脑血管疾病患者宜食用。

【食法宜忌】

宜
- 食用玉米时也要吃掉玉米粒的胚尖部分。
- 玉米蛋白质中缺乏色氨酸，所以以玉米为主食的人应多吃些豆类食品。

忌
- 发生霉烂、变质的玉米绝对不可食用。
- 不宜长期将玉米当作主食。

选购要诀 以棒体大小均匀，玉米叶新鲜，顶端玉米须含有水分，玉米籽粒整齐、均匀、饱满者为佳。

保存须知 保存在干燥、通风处，谨防被黄曲霉菌污染而发生霉变。

玉米香菇排骨汤

原材料

| 玉米 2个 | 排骨 500克 | 香菇 5个 | 盐 少许 | 冷水 适量 |

制作过程

① 排骨焯去血水；玉米切段；香菇泡软去蒂。

② 将排骨、玉米、香菇一同入锅，加入适量冷水煮，旺火转小火，慢慢煨炖约1小时，加盐调味即可。

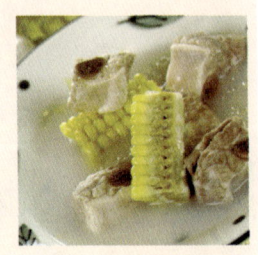

【注解】

　　新鲜的熟玉米颗粒味道鲜美、香气独特，易于咀嚼和消化，是老幼皆宜的食品。玉米具有很高的营养价值以及多种医疗保健功效，多食玉米对人体的健康颇为有利。因此，有营养学家把玉米称为"黄金谷物"。

营养素（每百克鲜品的含量）

	热量(千卡)	106
三大营养素	蛋白质(克)	4
	脂肪(克)	2.3
	碳水化合物(克)	19.9
矿物质	钙(毫克)	0
	铁(毫克)	1.5
	磷(毫克)	187
	钾(毫克)	238
	钠(毫克)	1.1
	铜(毫克)	0.25
	镁(毫克)	96
	锌(毫克)	0.9
	硒(微克)	1.63
胆固醇(毫克)		0
膳食纤维(克)		2.9

维生素

维生素A(微克)	维生素B_1(毫克)	维生素B_2(毫克)	维生素B_6(毫克)	维生素B_{12}(微克)	维生素C(毫克)
0	0.16	0.11	0.11	15	10

维生素D(毫克)	维生素E(毫克)	生物素(微克)	维生素K(微克)	维生素P(微克)	胡萝卜素(毫克)
0	0.46	216	1		0.34

（注：焦耳是现在使用的热量国际标准单位，但是千卡作为热量单位更为人们所熟知，故本书全文统一使用千卡来标注热量值。1千卡=4.18千焦。）

木瓜

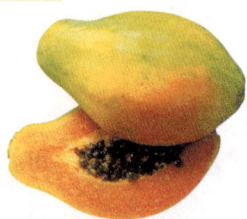

【保健功效】

- 防癌抗癌
- 催乳丰胸
- 健脾消食
- 治疗烧伤
- 美容护肤

别名：乳瓜、番瓜

性味归经：性平，味甘，归肝、脾经。

营养功效：消食健胃、润肺止咳、消暑解渴。

【人群宜忌】

宜

- 营养缺乏、消化不良、肥胖和产后缺乳的人宜常食。
- 风湿性关节炎、脚气病患者宜食用。

【食法宜忌】

宜

- 饭后食用木瓜有助于消化。
- 木瓜的最佳食用方法是用糖或蜜浸渍后食用。

忌

- 过敏体质者应慎食。
- 怀孕时不能吃木瓜，否则容易引起子宫收缩。

- 选购要诀 选购木瓜时，以果实呈长椭圆形、绿中带黄、果皮光滑洁净、气味芳香、有重量感、果蒂新鲜者为上品。

- 保存须知 成熟的木瓜果很软，不易保存，最好现买现吃。

木瓜鱼尾汤

原材料

| 木瓜半个 | 鲩鱼尾1个 | 南北杏适量 | 姜丝少许 | 蒜蓉少许 |

制作过程

1. 将鲩鱼尾洗净放入清水中，用小火煮开，放入少量姜丝及蒜蓉。
2. 将木瓜洗净剖开，去掉瓜瓤，切成片状，放入鱼汤中，同时将南北杏洗净放入，用中火煲3小时，下盐调味即可。

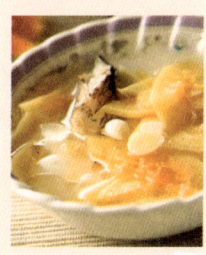

【注解】

木瓜厚实细致、香气浓郁、汁水丰多、甜美可口、营养丰富，有"百益之果""水果之皇""万寿瓜"之雅称。现代科学发现，木瓜富含维生素、氨基酸等营养成分，对于治疗某些疾病、增强体质有着非常好的效果。

营养素(每百克的含量)

	热量(千卡)	27
三大营养素	蛋白质(克)	0.4
	脂肪(克)	0.1
	碳水化合物(克)	6.2
矿物质	钙(毫克)	17
	铁(毫克)	0.2
	磷(毫克)	12
	钾(毫克)	18
	钠(毫克)	28
	铜(毫克)	30
	镁(毫克)	9
	锌(毫克)	0.25
	硒(微克)	1.8
胆固醇(毫克)		0
膳食纤维(克)		0.8

维生素

维生素A(微克)	维生素B_1(毫克)	维生素B_2(毫克)	维生素B_6(毫克)	维生素B_{12}(微克)	维生素C(毫克)
145	0.01	0.02	0.01	0	43

维生素D(毫克)	维生素E(毫克)	生物素(微克)	维生素K(微克)	维生素P(微克)	胡萝卜素(毫克)
0	0.3	38	0	0	0.87

（注：焦耳是现在使用的热量国际标准单位，但是千卡作为热量单位更为人们所熟知，故本书全文统一使用千卡来标注热量值。1千卡=4.18千焦。）

橙子

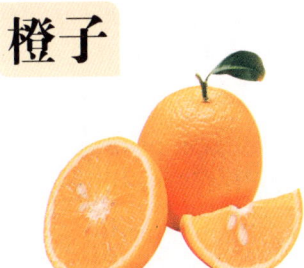

【保健功效】
- 防癌抗癌
- 软化血管
- 护肤美容
- 补充体力
- 预防胆结石

别名：黄橙、金球

性味归经：性凉，味酸，归肺经。

营养功效：化痰、健脾、温胃、助消化、增食欲、降血脂。

【人群宜忌】

宜
- 胆结石患者宜适量食用。
- 腹胀、恶心、呕吐者食用橙子尤为适宜。

忌
- 贫血患者、口干咽燥、舌红苔少者不宜食用。

【食法宜忌】

忌
- 饭前或空腹时不宜食用。
- 食用橙子要适量，每次最多不能超过3个，食用后应及时刷牙漱口。
- 不应用橙皮泡水。

选购要诀 以果形端正,大小适中,无畸形,果色鲜红或橙红,表皮光洁明亮,手指轻捏时弹性好,且果梗新鲜者为佳。

保存须知 橙子的保存期比较长,放在室内阴凉处能保存1个月左右。冬季保存时最好用纸包裹,以减少水分流失,延长保存时间。

橙蜜饮

原材料

- 橙子 200克
- 蜂蜜 100克
- 冷水 适量

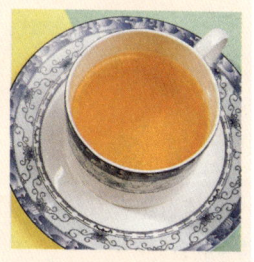

制作过程

将橙子用清水泡去酸味,连皮切成4瓣,与蜂蜜一同放入锅中,加适量水煮20分钟,去渣取汁饮用。

【注解】

橙子原产于我国东南部,栽培历史悠久,至今已近4000年,目前世界各热带果区均有分布。橙子颜色鲜艳,酸甜可口,外观整齐漂亮,是深受人们喜爱的水果,因其营养丰富、抗氧化效果奇佳而被称为"天然的抗氧化剂"。

营养素（每百克的含量）

		热量(千卡)	47
三大营养素		蛋白质(克)	0.8
		脂肪(克)	0.2
		碳水化合物(克)	10.5
矿物质		钙(毫克)	20
		铁(毫克)	0.4
		磷(毫克)	22
		钾(毫克)	159
		钠(毫克)	1.2
		铜(毫克)	30
		镁(毫克)	14
		锌(毫克)	0.14
		硒(微克)	0.31
胆固醇(毫克)			0
膳食纤维(克)			0.6

维生素

维生素A(微克)	维生素B_1(毫克)	维生素B_2(毫克)	维生素B_6(毫克)	维生素B_{12}(微克)	维生素C(毫克)
27	0.05	0.04	0.06	0	33

维生素D(毫克)	维生素E(毫克)	生物素(微克)	维生素K(微克)	维生素P(微克)	胡萝卜素(毫克)
0	0.56	61	0	500	0.16

（注：焦耳是现在使用的热量国际标准单位，但是千卡作为热量单位更为人们所熟知，故本书全文统一使用千卡来标注热量值。1千卡=4.18千焦。）

姜

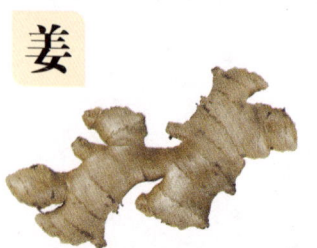

【保健功效】

- 防癌抗癌
- 降胆固醇
- 驱寒防呕
- 增进食欲
- 延缓衰老

别名：生姜

性味归经：性温，味辛，归肺、脾、胃经。

营养功效：发汗解表、温中止呕、温肺止咳、解毒调味。

【人群宜忌】

宜

- 感冒、胃寒体虚、食欲不振者宜食用生姜。

忌

- 患有严重的口腔、胃病、肠道疾病者应少食或不食。

【食法宜忌】

宜

- 感冒时，可将生姜加水煮沸煲成姜汤，或是在开水中滴入几滴生姜汁服用来发汗。
- 姜和洋葱搭配有助于维生素 B_1 的吸收。

忌

- 烂姜、冻姜不要吃，因为姜变质后会产生致癌物。

- 选购要诀 以茎块粗壮肥厚、表皮新鲜光洁者为佳。
- 保存须知 鲜生姜不可放在冰箱内。保存时应注意防冻、防脱水、防腐烂，最好密封后置于室内避光、通风处。

姜葱鲤鱼

原材料

| 鲤鱼1条 | 葱段75克 | 蒜米1克 | 粗姜粒75克 | 湿陈皮1片 |

制作过程

1. 将鲤鱼收拾干净，陈皮切米粒大小。
2. 锅置火上倒少许花生油，烧至六成热时下鲤鱼，将鱼身略煎一下，取出。
3. 锅中留底油烧热，放入姜、葱爆香，随即放清汤、蒜米、胡椒粉、陈皮、盐和鲤鱼一起下锅炖熟后盛鱼入碟，将原汁撒味精，加入湿淀粉勾芡，香油、明油淋在鱼上即成。

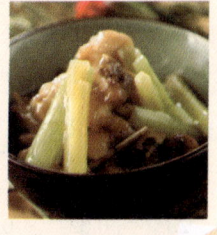

【注解】

姜中含有大量特殊保健成分，对治疗风寒、湿痰等症特别有效，在治疗呕吐、眩晕、消化不良、食欲不振等诸多方面也独具效力，称得上是贴心的"家庭保健医生"。

营养素（每百克鲜品的含量）

三大营养素	热量(千卡)	41
	蛋白质(克)	1.5
	脂肪(克)	0.6
	碳水化合物(克)	11.5
矿物质	钙(毫克)	27
	铁(毫克)	1.4
	磷(毫克)	42
	钾(毫克)	387
	钠(毫克)	14.9
	铜(毫克)	0.1
	镁(毫克)	44
	锌(毫克)	0.34
	硒(微克)	0.56
胆固醇(毫克)		0
膳食纤维(克)		2.2

维生素

维生素A(微克)	维生素B_1(毫克)	维生素B_2(毫克)	维生素B_6(毫克)	维生素B_{12}(微克)	维生素C(毫克)
28	0.02	0.03	0.13	0	5

维生素D(毫克)	维生素E(毫克)	生物素(微克)	维生素K(微克)	维生素P(微克)	胡萝卜素(毫克)
0	0	0	0	0	0.18

（注：焦耳是现在使用的热量国际标准单位，但是千卡作为热量单位更为人们所熟知，故本书全文统一使用千卡来标注热量值。1千卡=4.18千焦。）

金针菇

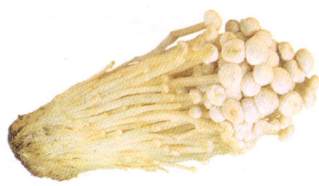

【保健功效】

- 防癌抗癌
- 防治心脑血管疾病
- 保肝护胃
- 抗过敏
- 促进发育
- 抵抗衰老

别名：金钱菇、朴菇

性味归经：性凉，味咸，归脾、大肠经。

营养功效：利肝脏，益肠胃。

【人群宜忌】

宜
- 儿童、中老年人宜食用金针菇。

忌
- 红斑狼疮、关节炎患者应忌食金针菇。

【食法宜忌】

宜
- 金针菇适宜和富含钙质的海鱼一起烹调。

忌
- 金针菇应避免过度烹煮，以免营养流失。
- 食用金针菇不宜太多，每次 30～50 克为宜。

● 选购要诀　金针菇以未开伞，鲜嫩，菌柄15厘米左右，均匀整齐，无褐根，基部少粘连为佳品。

● 保存须知　冷藏法：将金针菇装入保鲜袋后放入冰箱内冷藏，可保鲜3～5天。

晒干法：先将鲜菇放在开水中烫3分钟后再置于烈日下曝晒晒干，然后用塑料袋包装贮存。

黄鳝金针菇汤

原材料

| 黄鳝 250克 | 金针菇 15克 | 植物油 60克 | 盐 少许 | 冷水 适量 |

制作过程

❶ 将黄鳝去内脏，洗净切段。

❷ 将黄鳝入热油锅内稍煸，投入已清理好的金针菇，加水以文火煮熟，以盐调味即可。

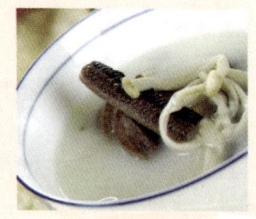

【注解】

　　金针菇肉质脆嫩、味道鲜美，不仅营养极其丰富，还有很高的药用价值，特别是在促进智力发育和抗癌等方面，效果尤为显著。因此，金针菇又有"抗癌益智菇"的美誉。

营养素(每百克的含量)

三大营养素	热量(千卡)	22
	蛋白质(克)	2.4
	脂肪(克)	0.4
	碳水化合物(克)	3.3
矿物质	钙(毫克)	0
	铁(毫克)	1.4
	磷(毫克)	97
	钾(毫克)	360
	钠(毫克)	4.3
	铜(毫克)	0.14
	镁(毫克)	17
	锌(毫克)	0.39
	硒(微克)	0.28
胆固醇(毫克)		0
膳食纤维(克)		2.7

维生素

维生素A(微克)	维生素B_1(毫克)	维生素B_2(毫克)	维生素B_6(毫克)	维生素B_{12}(微克)	维生素C(毫克)
5	0.15	0.17	0.12	0	2

维生素D(毫克)	维生素E(毫克)	生物素(微克)	维生素K(微克)	维生素P(微克)	胡萝卜素(毫克)
1	1.14	0	0	0	0.03

(注:焦耳是现在使用的热量国际标准单位,但是千卡作为热量单位更为人们所熟知,故本书全文统一使用千卡来标注热量值。1千卡=4.18千焦。)

南瓜

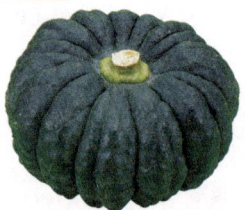

【保健功效】

- 防治糖尿病
- 壮骨降压
- 护目补血
- 提高免疫力
- 美容瘦身
- 防治泌尿系统疾病

别名：麦瓜、番瓜

性味归经：性温，味甘，归脾、胃经。

营养功效：补中益气、消痰止咳。

【人群宜忌】

宜

- 同铅、汞等重金属密切接触的人宜经常食用南瓜。

忌

- 脚气病、黄疸、胃热患者宜少食南瓜。

【食法宜忌】

宜

- 南瓜适合炸食或者同脂类物质一起烹调。
- 南瓜同豆类、鱼类、乳制品等搭配有很好的防癌作用。

忌

- 不宜和羊肉一同食用，否则会引起胸闷和腹胀。

- 选购要诀 以颜色金黄、瓜身周正、个大肉厚、不伤不烂者为佳。
- 保存须知 南瓜可于常温、避光、干燥条件下的室内长期保存,保鲜期为 2~3 个月。

南瓜牛肉汤

原材料

南瓜	牛肉	盐	冷水
250 克	125 克	适量	1000 毫升

制作过程

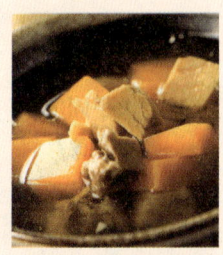

① 将南瓜削皮,洗净,切成约 3 厘米见方的块,放在锅内。

② 将牛肉剔去筋膜,洗净,切成 2 厘米见方的块,先在沸水锅内焯一下,捞出,放入另一锅内,加入清水约 1000 毫升,置旺火上煮沸后,加入南瓜,以小火同煮约 2 小时,待牛肉烂熟后加少许盐调味即成。

【注解】

南瓜不仅有较高的食用价值,而且还有不可忽视的食疗作用,长期食用具有治病保健功能,在国际上已被视为特效保健蔬菜。

营养素(每百克的含量)

	热量(千卡)	22
三大营养素	蛋白质(克)	0.7
	脂肪(克)	0.1
	碳水化合物(克)	4.5
矿物质	钙(毫克)	16
	铁(毫克)	0.4
	磷(毫克)	24
	钾(毫克)	287
	钠(毫克)	0.8
	铜(毫克)	30
	镁(毫克)	8
	锌(毫克)	0.14
	硒(微克)	0.46
胆固醇(毫克)		0
膳食纤维(克)		0.8

维生素

维生素A(微克)	维生素B₁(毫克)	维生素B₂(毫克)	维生素B₆(毫克)	维生素B₁₂(微克)	维生素C(毫克)
148	0.03	0.04	0.12	0	8

维生素D(毫克)	维生素E(毫克)	生物素(微克)	维生素K(微克)	维生素P	胡萝卜素(毫克)
0	0.36		26	0	0.89

(**注**:焦耳是现在使用的热量国际标准单位,但是千卡作为热量单位更为人们所熟知,故本书全文统一使用千卡来标注热量值。1千卡=4.18千焦。)

土豆

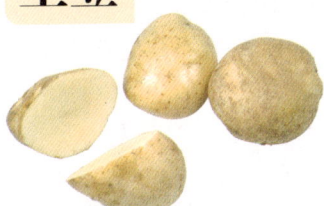

【保健功效】

- 利尿防中风
- 降低胆固醇
- 稳定血糖
- 防治便秘

别名： 马铃薯、洋芋

性味归经： 性平，味甘，归脾、胃经。

营养功效： 和胃调中、益气健脾、强身益肾、消炎、活血消肿。

【人群宜忌】

宜

- 消化不良、胃病以及营养不良患者宜多食土豆。
- 糖尿病、心脏病患者宜经常食用土豆。

【食法宜忌】

宜

- 可以把切好的土豆片、土豆丝放入水中浸泡去掉过多的淀粉，以便烹调。

忌

- 皮色发青、已经发芽或腐烂的土豆不能吃。
- 炸薯条在反复高温加热时会产生不利于健康的聚合物，应尽量少吃。

第四章 黄色食物

● **选购要诀** 以块茎结实,没有发芽,表皮呈黄色、新鲜、无伤痕、无皱纹或霉斑者为佳。

● **保存须知** 保存过程中,一定要避免阳光照射,另外要定期翻动、检查。

酸辣土豆丝

原材料

| 土豆 300克 | 盐 4克 | 白糖 10克 | 干辣椒 10个 | 花椒 20粒 |

制作过程

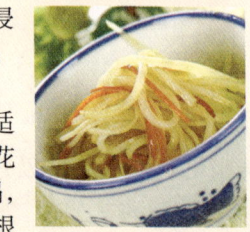

① 土豆切成丝后用清水浸泡片刻,捞出,沥干水分;干辣椒切丝;葱切寸段。

② 炒锅上火,烧热后加适量植物油,油热后,放入花椒粒、干辣椒丝、姜丝炝锅,再放入土豆丝,大火翻炒(根据自己喜好控制土豆软硬),加入盐、白糖、醋翻炒,起锅时加入葱段即可。

【注解】

土豆含有丰富的营养物质,在补充人体所需物质的同时,还能预防肝脏、肾脏、心血管系统疾病,并能避免过度肥胖。

营养素(每百克的含量)

	热量(千卡)	76
三大营养素	蛋白质(克)	1.7
	脂肪(克)	0.3
	碳水化合物(克)	19.6
矿物质	钙(毫克)	8
	铁(毫克)	0.5
	磷(毫克)	64
	钾(毫克)	302
	钠(毫克)	2.7
	铜(毫克)	0.12
	镁(毫克)	23
	锌(毫克)	0.18
	硒(微克)	0.78
胆固醇(毫克)		0
膳食纤维(克)		0.7

维生素

维生素A(微克)	维生素B_1(毫克)	维生素B_2(毫克)	维生素B_6(毫克)	维生素B_{12}(微克)	维生素C(毫克)
5	0.08	0.04	0.18	0	27

维生素D(微克)	维生素E(毫克)	生物素(微克)	维生素K(微克)	维生素P(微克)	胡萝卜素(毫克)
0	0.34				0.03

(注:焦耳是现在使用的热量国际标准单位,但是千卡作为热量单位更为人们所熟知,故本书全文统一使用千卡来标注热量值。1千卡=4.18千焦。)

香蕉

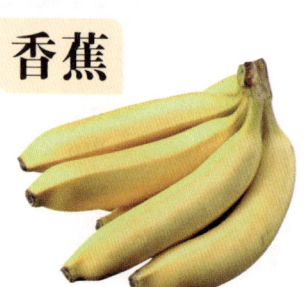

【保健功效】

- 降压防病
- 杀菌止痛
- 解乏安神
- 帮助消化
- 美容瘦身

别名：牙蕉

性味归经：性寒，味甘，归脾、胃经。

营养功效：清热通肠、润肺解酒、治咳嗽。

【人群宜忌】

宜

- 失眠、抑郁、便秘者宜食用香蕉。

忌

- 畏寒体弱者、糖尿病患者应少食香蕉。
- 腹泻、胃酸过多、急慢性肾炎、肾功能不全患者不宜食用香蕉。

【食法宜忌】

忌

- 香蕉不宜过量食用。
- 不宜空腹吃香蕉。
- 发黑的香蕉最好丢弃。

选购要诀
以果皮金黄，无明显黑、褐色斑痕，气味芳香者为佳。

保存须知
最好现买现吃，如果一次吃不完，则可置于通风阴凉处短期保存，但切不可放入冰箱中冷藏。另外还要防止挤压和碰撞。

香蕉麦芽汁

原材料

| 香蕉1只 | 麦芽30克 | 果醋25克 | 冷水适量 |

制作过程

① 香蕉去皮，切成小块；麦芽冲洗干净。

② 把香蕉块和麦芽放入榨汁机中，搅打成汁后倒入杯中，加入果醋拌匀，即可直接饮用。

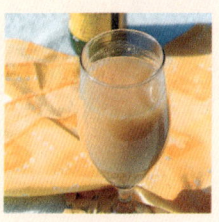

【注解】

香蕉是人们十分喜爱的水果之一，其果肉不仅软甜可口，具有浓郁而独特的香味，而且营养高、热量低，是备受女性朋友们青睐的瘦身水果。

营养素(每百克的含量)

	热量(千卡)	89
三大营养素	蛋白质(克)	1.5
	脂肪(克)	0.2
	碳水化合物(克)	20.3
矿物质	钙(毫克)	7
	铁(毫克)	0.4
	磷(毫克)	31
	钾(毫克)	472
	钠(毫克)	0.8
	铜(毫克)	0.14
	镁(毫克)	43
	锌(毫克)	0.17
	硒(微克)	0.87
胆固醇(毫克)		0
膳食纤维(克)		1.1

维生素

维生素A(微克)	维生素B_1(毫克)	维生素B_2(毫克)	维生素B_6(毫克)	维生素B_{12}(微克)	维生素C(毫克)
10	0.02	0.04	0.38	0	8

维生素D(毫克)	维生素E(毫克)	生物素(微克)	维生素K(微克)	维生素P(微克)	胡萝卜素(毫克)
0	0.5	76			0.06

（注：焦耳是现在使用的热量国际标准单位，但是千卡作为热量单位更为人们所熟知，故本书全文统一使用千卡来标注热量值。1千卡=4.18千焦。）

柠檬

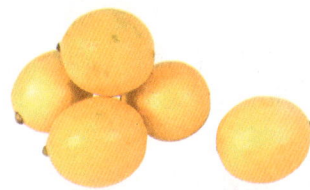

【保健功效】

- 防治败血症
- 防治肾结石
- 杀菌抑菌
- 帮助消化
- 美容护发

别名：柠果、洋柠檬

性味归经：性温，味酸，归肺、胃经。

营养功效：止渴生津、清热杀菌、祛暑安胎、健脾开胃、疏滞化痰、止咳止痛。

【人群宜忌】

宜
- 女性、工作压力大者宜适量食用柠檬。

忌
- 胃酸过多、胃溃疡者不宜食用柠檬或饮用柠檬汁。

【食法宜忌】

宜
- 柠檬最好用来榨汁、配菜或是冲泡柠檬茶等。
- 烹饪菜肴时用柠檬汁代替传统的醋，风味独特。

忌
- 柠檬或柠檬汁的摄入量不宜过多。

选购要诀 以果实质地比较硬，有分量感，果皮光滑无褐斑，颜色鲜绿带有淡黄色，气味清新，果形端正者为佳。

保存须知 柠檬在室温下能保存10天左右，用保鲜袋装好后放入冰箱内，可保存更长时间。

蜂蜜柠檬

原材料

| 柠檬1只 | 蜂蜜40克 | 茶末适量 |

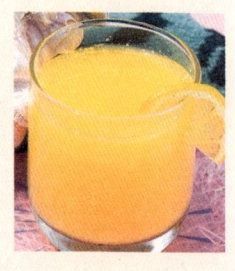

制作过程

茶水煮浓汁约500毫升；柠檬洗净，榨汁，倒入温浓茶汁中，搅匀冷却后再加入蜂蜜调匀。

【注解】

柠檬不但含有丰富的维生素和多种人体必需的微量元素，还含有独特的柠檬油和柠檬酸。它的果皮、叶片和花可以提取香精油；柠檬的果胚榨汁后，可制成蜜饯、果酱、糕点，还可以酿酒；柠檬汁则可以制成饮料、茶，清香可口。柠檬是西餐桌上常备果品，有"西餐之王"的称号。

营养素(每百克的含量)

	热量(千卡)	35
三大营养素	蛋白质(克)	1.1
	脂肪(克)	1.2
	碳水化合物(克)	4.9
矿物质	钙(毫克)	101
	铁(毫克)	0.8
	磷(毫克)	22
	钾(毫克)	209
	钠(毫克)	1.1
	铜(毫克)	0.14
	镁(毫克)	37
	锌(毫克)	0.65
	硒(微克)	0.5
胆固醇(毫克)		0
膳食纤维(克)		1.3

维生素

维生素A(微克)	维生素B_1(毫克)	维生素B_2(毫克)	维生素B_6(毫克)	维生素B_{12}(微克)	维生素C(毫克)
0	0.05	0.02	80	0	22

维生素D(毫克)	维生素E(毫克)	生物素(微克)	维生素K(微克)	维生素P(微克)	胡萝卜素(毫克)
0	1.14	37	0	560	0.13

（**注**：焦耳是现在使用的热量国际标准单位，但是千卡作为热量单位更为人们所熟知，故本书全文统一使用千卡来标注热量值。1千卡=4.18千焦。）

菠萝

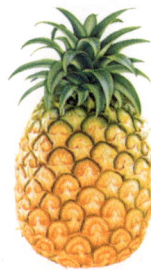

【保健功效】

- 防癌抗癌
- 防治心脑血管疾病
- 治疗喉疾
- 瘦身助消化

别名：凤梨、露兜子

性味归经：性寒，味甘、酸，归胃、肾经。

营养功效：清热解暑、补脾止泻、生津消渴、利小便。

【人群宜忌】

宜

- 慢性支气管炎、高血压患者宜食用适量菠萝。

忌

- 发烧或患有湿疹、疥疮的人不宜多食菠萝。
- 患有溃疡病、肾脏病、凝血功能障碍的人应禁食。

【食法宜忌】

宜

- 将去掉表皮的菠萝切成片，放在淡盐水里浸泡20分钟，再用凉开水浸洗，去掉咸味后再食用。

忌

- 不宜空腹食用菠萝。

- 选购要诀　以选择外形圆胖，果实坚实且重，有浓郁果香者为佳。不应购买那些表皮呈黑褐色，有擦伤，果实干瘪或有腐败气味的菠萝。

- 保存须知　直接置于室内阴凉处即可，但菠萝在保存时应将有叶子的一端朝下，这样不但可以延长保存时间，还能使甜味均匀。

菠萝蜜

原材料

| 菠萝肉 120克 | 蜂蜜 30克 | 冷水 适量 |

制作过程

菠萝肉切小丁，加蜂蜜，入水煎服。

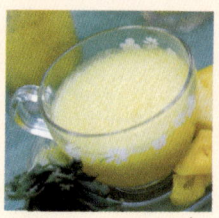

【注解】

菠萝果实外形很像松树果，色泽金黄，气味香醇，其果肉柔软多汁，酸甜可口，风味独特。营养丰富，不仅可以促进食欲，同时还具有很高的保健价值，深受我国人民喜爱。

营养素（每百克的含量）

	热量(千卡)	42
三大营养素	蛋白质(克)	0.4
	脂肪(克)	0.1
	碳水化合物(克)	9
矿物质	钙(毫克)	12
	铁(毫克)	0.5
	磷(毫克)	28
	钾(毫克)	147
	钠(毫克)	0.8
	铜(毫克)	70
	镁(毫克)	8
	锌(毫克)	0.14
	硒(微克)	0.24
胆固醇(毫克)		0
膳食纤维(克)		1.3

维生素

维生素A(微克)	维生素B_1(毫克)	维生素B_2(毫克)	维生素B_6(毫克)	维生素B_{12}(微克)	维生素C(毫克)
33	0.04	0.02	0.08	0	18

维生素D(毫克)	维生素E(毫克)	生物素(微克)	维生素K(微克)	维生素P(微克)	胡萝卜素(毫克)
0	0	0	0	0	0.02

（**注**：焦耳是现在使用的热量国际标准单位，但是千卡作为热量单位更为人们所熟知，故本书全文统一使用千卡来标注热量值。1千卡=4.18千焦。）

芒果

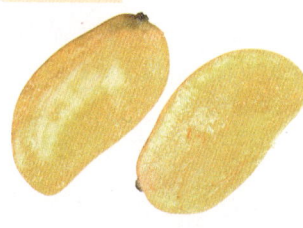

【保健功效】

- 防治结肠癌
- 防治心脑血管疾病
- 祛痰止咳
- 抗晕呕
- 抗抑郁
- 延缓衰老
- 护目养颜

别名：檬果、庵罗果

性味归经：性平，味甘，归肺、脾、胃经。

营养功效：生津止渴、益胃止呕、利尿止晕。

【人群宜忌】

忌

- 过敏体质者应慎食芒果。
- 肾功能异常者禁食芒果。
- 皮肤过敏、糖尿病、风湿热患者不宜食用芒果。

【食法宜忌】

忌

- 芒果过多食用会使人皮肤变黄，并对肾脏造成损害，每次1个（约100克）为宜。如果食用后有芒果过敏症状发生，则应立即用淡盐水漱口化解。
- 芒果的叶子和种子有毒，不可食用。
- 避免与大蒜等辛辣食物一同食用。

- 选购要诀　以果形端正，果实硕大，有分量感，果皮光滑没有病斑，颜色金黄，能闻到浓郁香味者为佳。

- 保存须知　芒果的保存期比较长，只要不是熟透的芒果一般都能存放10天左右。但过于成熟的芒果则应用保鲜袋密封后放入冰箱冷藏。

芒果刨冰

原材料

| 芒果 2个 | 刨冰 1碗 | 果糖 半杯 |

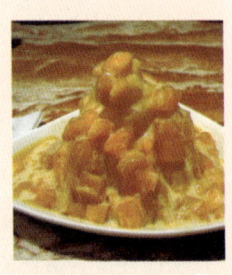

制作过程

1. 芒果洗净、去皮，将果肉切丁，先放在碗内，拌入果糖搅匀。
2. 刨冰放盘内，放上芒果即成。

【注解】

芒果集热带水果精华于一身，兼有菠萝、甜杏、柿子、水蜜桃等多种水果混合的滋味，清香适口，风味别致，营养丰富，具有极高的营养价值和药用价值，被人们誉为"热带果王"。

营养素（每百克的含量）

	热量(千卡)	32
三大营养素	蛋白质(克)	0.6
	脂肪(克)	0.2
	碳水化合物(克)	7
矿物质	钙(毫克)	0
	铁(毫克)	0.2
	磷(毫克)	11
	钾(毫克)	138
	钠(毫克)	2.8
	铜(毫克)	60
	镁(毫克)	14
	锌(毫克)	90
	硒(微克)	1.44
胆固醇(毫克)		0
膳食纤维(克)		1.3

维生素

维生素A(微克)	维生素B_1(毫克)	维生素B_2(毫克)	维生素B_6(毫克)	维生素B_{12}(微克)	维生素C(毫克)
1342	0.01	0.04	0.13	0	23

维生素D(毫克)	维生素E(毫克)	生物素(微克)	维生素K(毫克)	维生素P(微克)	胡萝卜素(毫克)
0	1.21	12	0	120	0.9

（注：焦耳是现在使用的热量国际标准单位，但是千卡作为热量单位更为人们所熟知，故本书全文统一使用千卡来标注热量值。1千卡=4.18千焦。）

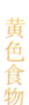

柚子

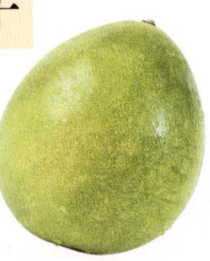

【保健功效】

- 防癌抗癌
- 降低血糖
- 保护血管
- 妇科良药
- 养颜美容

别名：朱栾、雷柚

性味归经：性寒，味甘、酸，归胃、肺经。

营养功效：理气散瘀、化痰止咳、润肺清肠、补肾健脾。

【人群宜忌】

宜

- 孕妇、中老年人宜食柚子。
- 糖尿病、呼吸系统疾病、心脑血管病以及肾脏病患者宜食柚子。

忌

- 胃酸过多、腹泻患者应少食柚子。
- 痛经者不宜食用柚子。

【食法宜忌】

忌

- 服药期间，特别是服用抗过敏药时应忌食柚子。

- **选购要诀** 选购柚子的方法是"闻"和"叩"。闻，即闻香气，熟透了的柚子，芳香浓郁；叩，即按压外皮，外皮是否有下陷，下陷没弹性的质量较差。

- **保存须知** 室内存放置于阴凉、通风、干燥处即可；如果已经切开，可用保鲜膜包裹后放入冰箱冷藏。

蜂蜜柚子茶

原材料

| 柚子1个 | 蜂蜜200克 | 冰糖250克 |

制作过程

1. 柚子洗净，表皮放冷水中浸泡，换几次水后切丝，果肉掰开弄散。
2. 将柚子肉和皮全部倒入锅中，加少许水和冰糖一边煮一边搅拌，熬到水分成黏稠状即可熄火放冷。
3. 在放冷后的柚子茶中加入蜂蜜，搅匀，装入瓶中封好，放冰箱7天后可吃。

【注解】

柚子含有丰富的蛋白质、有机酸、维生素以及人体必需的多种微量元素，不仅是美食佳品，而且是天然的保健食物。

营养素(每百克的含量)

	热量(千卡)	41
三大营养素	蛋白质(克)	0.8
	脂肪(克)	0.2
	碳水化合物(克)	9.1
矿物质	钙(毫克)	4
	铁(毫克)	0.3
	磷(毫克)	24
	钾(毫克)	119
	钠(毫克)	3
	铜(毫克)	0.18
	镁(毫克)	4
	锌(毫克)	0.4
	硒(微克)	3.02
胆固醇(毫克)		0
膳食纤维(克)		0.4

维生素

维生素A(微克)	维生素B_1(毫克)	维生素B_2(毫克)	维生素B_6(毫克)	维生素B_{12}(微克)	维生素C(毫克)
2	0	0.03	0.09	0	22

维生素D(毫克)	维生素E(毫克)	生物素(微克)	维生素K(微克)	维生素P(微克)	胡萝卜素(毫克)
0	0	33	0	480	0.1

（注：焦耳是现在使用的热量国际标准单位，但是千卡作为热量单位更为人们所熟知，故本书全文统一使用千卡来标注热量值。1千卡=4.18千焦。）

金橘

【保健功效】

- 保护血管
- 预防胆结石
- 提神醒脑
- 美容护发

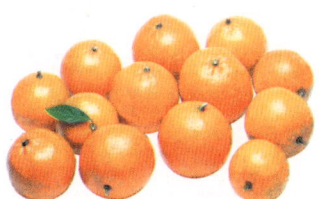

别名： 金柑、金弹
性味归经： 性温，味辛、甘、酸，归肝、肺、脾、胃经。
营养功效： 行气止咳、生津消食、化痰利咽、醒酒。

【人群宜忌】

宜
- 中老年人宜食用金橘。
- 高血压、心脑血管病患者宜食用金橘。

忌
- 口舌生疮等病症患者不宜食用金橘。
- 糖尿病患者应忌食金橘。

【食法宜忌】

宜
- 金橘的很多营养成分都集中在皮中，故应连皮食用，用糖或蜜腌渍后食疗效果更佳。
- 将金橘和冰糖同煮，可以防治流感。

第四章 黄色食物

选购要诀 果形端正，无歪肩、歪蒂、歪脐、异状突起或凹陷等畸形；果面清洁、光亮，无明显伤口和缺陷，无"浮皮""水肿"现象。

保存须知 用保鲜袋密封后放在冰箱内冷藏保存。

金橘银耳羹

原材料

| 金橘 6颗 | 银耳 2朵 | 莲子 少许 | 冰糖 少许 |

制作过程

❶ 银耳水发后清洗干净，并撕成小朵；莲子清洗干净，浸泡30分钟；金橘洗净后切成六瓣儿，使一端相连。

❷ 凉水里放冰糖、银耳、莲子，上大火煮，水开后小火煮10分钟，放入金橘再煮15分钟后关火，接着再焖10分钟即可。

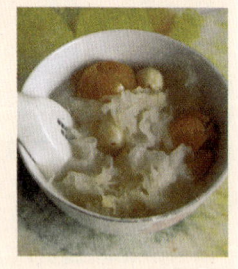

【注解】

金橘营养十分丰富，具有调节生理机能、延年益寿的作用，尤其适合中老年食用，因此又被称为"长寿橘"。

营养素(每百克的含量)

三大营养素	热量(千卡)	55
	蛋白质(克)	1
	脂肪(克)	0.2
	碳水化合物(克)	12.3
矿物质	钙(毫克)	56
	铁(毫克)	1
	磷(毫克)	2
	钾(毫克)	144
	钠(毫克)	3
	铜(毫克)	70
	镁(毫克)	20
	锌(毫克)	0.21
	硒(微克)	0.62
胆固醇(毫克)		0
膳食纤维(克)		1.4

维生素

维生素A(微克)	维生素B_1(毫克)	维生素B_2(毫克)	维生素B_6(毫克)	维生素B_{12}(微克)	维生素C(毫克)
62	0.04	0.03	0.03	0	35

维生素D(毫克)	维生素E(毫克)	生物素(微克)	维生素K(微克)	维生素P(微克)	胡萝卜素(毫克)
0	1.58	37		280	0.37

(注:焦耳是现在使用的热量国际标准单位,但是千卡作为热量单位更为人们所熟知,故本书全文统一使用千卡来标注热量值。1千卡=4.18千焦。)

黄花菜

【保健功效】

- 防癌抗癌
- 降低胆固醇
- 健脑抗衰
- 安胎益母

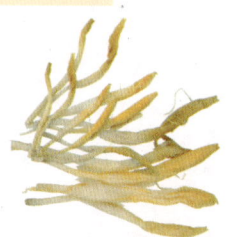

别名：金针菜、忘忧草
性味归经：性平，味甘，归肝经。
营养功效：养血平肝、利水消肿、通乳、清热、利咽喉、利湿热、宽胸膈。

【人群宜忌】

宜

- 中老年人、劳累者、高血压患者宜食用。
- 孕妇、产后体虚者、月经不调者宜食用。

【食法宜忌】

忌

- 鲜黄花菜中含有秋水仙碱，食用后会引起中毒。新鲜的黄花菜一定要经过蒸煮晒干后方能食用。

选购要诀　直接晒干的黄花菜称为"原菜"，用焦亚硫酸钠等化学物质加工过的黄花菜称为"药菜"；前者颜色老黄,后者呈非常鲜艳的黄色。散装黄花菜多为"药菜",食用后对人体十分有害。建议去大型超市购买正规厂家生产的袋装品。

保存须知 开封的干黄花菜要尽快食用,或置于室内阴凉、干燥处短期保存。

黄花瘦肉粥

原材料

粳米	瘦肉	黄花菜	姜	盐
100克	100克	50克	3克	2克

制作过程

❶ 粳米洗净,浸泡半小时。
❷ 瘦肉、黄花菜分别洗净,瘦肉切成丝;姜去皮切丝。
❸ 锅内注入约1500毫升冷水,放入粳米煮滚沸片刻,放入肉丝、黄花菜、姜丝,煮沸后改用小火熬煮,待粥稠后加盐调味即可。

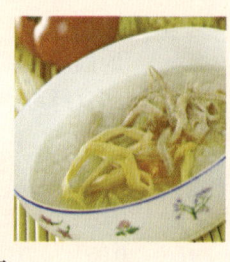

【注解】

黄花菜色泽金黄,香味浓郁,食之清香、爽滑、嫩糯、甘甜,可将其与任何荤素菜料搭配,采用炒、煮、熘、烧、煲、烫等方法,均可加工成味甜鲜美、营养丰富的菜肴,故有"席上珍品"之美誉。

营养素(每百克的含量)

	热量(千卡)	199
三大营养素	蛋白质(克)	19.4
	脂肪(克)	1.4
	碳水化合物(克)	27.2
矿物质	钙(毫克)	301
	铁(毫克)	8.1
	磷(毫克)	216
	钾(毫克)	380
	钠(毫克)	59.2
	铜(毫克)	0.37
	镁(毫克)	85
	锌(毫克)	3.99
	硒(微克)	4.2
胆固醇(毫克)		0
膳食纤维(克)		7.7

维生素

维生素A(微克)	维生素B_1(毫克)	维生素B_2(毫克)	维生素B_6(毫克)	维生素B_{12}(微克)	维生素C(毫克)
307	0.05	0.21	0.09	0	10

维生素D(毫克)	维生素E(毫克)	生物素(微克)	维生素K(微克)	维生素P(微克)	胡萝卜素(毫克)
0	4.92	0	35	0	1.84

(注:焦耳是现在使用的热量国际标准单位,但是千卡作为热量单位更为人们所熟知,故本书全文统一使用千卡来标注热量值。1千卡=4.18千焦。)

菊花

【保健功效】

- 防癌抗癌
- 防治心脑血管疾病
- 保护眼睛
- 消暑美容

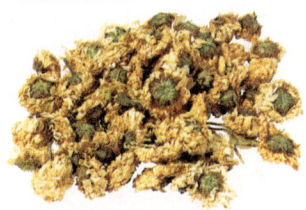

别名：寿客、金英
性味归经：性微寒，味辛、甘、苦，归肺、肝经。
营养功效：平肝明目、散风清热、消咳止痛。

【人群宜忌】

宜
- 上班族、视力不佳者、用眼过度者、电脑工作者宜多饮。

忌
- 体质虚寒，手脚易发凉的人不宜常饮。

【食法宜忌】

宜
- 在菊花茶中加入枸杞后泡出的"菊杞茶"，尤其适宜熬夜后眼睛疲劳者饮用。
- 饮菊花茶时可在茶杯中放入几颗冰糖，这样喝起来口味更加甘甜。

● 选购要诀　花朵大且白皙的菊花并非上乘，又小又丑且颜色泛黄的干品菊花反是佳选。

● 保存须知　常温下装入遮光瓶子中密封保存。

菊花鲫鱼汤

原材料

| 鲫鱼中段 250克 | 菊花 3克 | 冬菇 50克 | 笋丝 50克 | 嫩豆腐 160克 |

制作过程

❶ 用葱段、姜块、料酒、盐腌制鲫鱼10分钟后，鱼上笼蒸6分钟取出。

❷ 将熟火腿、冬菇切成细丝；鸡蛋黄打散，待用；豆腐切条。

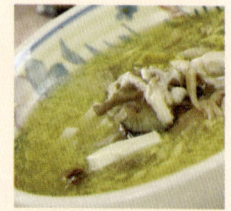

❸ 将炒锅加油置旺火上，投入葱段煸出香味，加入鸡清汤煮沸，加入料酒、笋丝、冬菇丝，再煮沸后，将鱼肉、豆腐入锅，加酱油、盐、醋烧开，淋入蛋黄液，湿淀粉勾芡搅匀起锅装汤盆，撒上菊花、熟火腿丝、姜丝和胡椒粉即可。

【注解】

　　菊花茶营养丰富，具有清热解毒的功效，是老少皆宜的保健饮料。菊花茶香气芬芳浓郁、滋味适口、回味甘醇，令人神清气爽。

营养素(每百克的含量)

	热量(千卡)	284
三大营养素	蛋白质(克)	27.1
	脂肪(克)	1.2
	碳水化合物(克)	40.4
矿物质	钙(毫克)	234
	铁(毫克)	78
	磷(毫克)	88
	钾(毫克)	132
	钠(毫克)	20.5
	铜(毫克)	0.77
	镁(毫克)	256
	锌(毫克)	2.42
	硒(微克)	11.1
胆固醇(毫克)		0
膳食纤维(克)		17.7

维生素

维生素A(微克)	维生素B_1(毫克)	维生素B_2(毫克)	维生素B_6(毫克)	维生素B_{12}(微克)	维生素C(毫克)
885	0.09	0.51	0	0	1

维生素D(毫克)	维生素E(毫克)	生物素(微克)	维生素K(微克)	维生素P(微克)	胡萝卜素(毫克)
0	12.73	0	0	0	5.31

(注:焦耳是现在使用的热量国际标准单位,但是千卡作为热量单位更为人们所熟知,故本书全文统一使用千卡来标注热量值。1千卡=4.18千焦。)

哈密瓜

【保健功效】

- 预防高血压
- 治疗贫血
- 消暑解燥

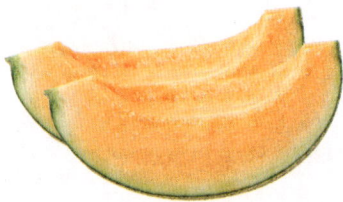

别名：甜瓜、甘瓜
性味归经：性寒，味甘，归心、胃经。
营养功效：疗饥、利便、益气、清肺热、止咳。

【人群宜忌】

宜
- 咳嗽痰喘、贫血和便秘患者宜食用。

忌
- 糖尿病、脚气病、黄疸、腹胀患者以及产妇不宜食用。
- 慢性肾衰患者忌食用。
- 脾胃虚寒、肠胃功能不好者应少食用。

【食法宜忌】

忌
- 哈密瓜性偏寒，不宜过量食用，每次100克左右为宜，否则会引起腹泻。

- 选购要诀　以香气较浓，瓜身坚实而表皮略软，分量感足者为佳。

- 保存须知　未切开的哈密瓜保存起来比较容易，室温下置于避光、干燥处即可。切开后未能吃完的哈密瓜，可用保鲜膜封好后放入冰箱冷藏。

哈密瓜银耳猪瘦肉汤

原材料

哈密瓜	银耳	猪瘦肉	蜜枣	盐
500克	20克	500克	3颗	5克

制作过程

① 将哈密瓜去皮、瓤，洗净，切成块状；银耳浸泡，去除根蒂部硬结，撕成小朵，洗净；蜜枣洗净；猪瘦肉洗净，焯水。

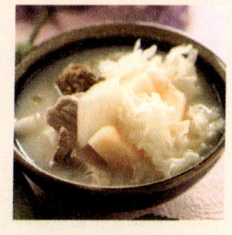

② 将冷水1500毫升放入瓦煲内，煮沸后加以上用料，旺火煲滚后改用小火煲2小时，加盐调味即可。

【注解】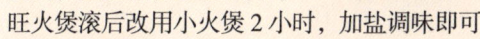

　　哈密瓜不但口感极佳，而且营养十分丰富，有"瓜中之王"的美誉。此外，哈密瓜的医疗保健价值也很高，不仅是夏季解暑佳品，对一些疾病也有明显的辅助治疗作用。

营养素(每百克的含量)

	热量(千卡)	71
三大营养素	蛋白质(克)	0.5
	脂肪(克)	0.1
	碳水化合物(克)	7.7
矿物质	钙(毫克)	4
	铁(毫克)	0
	磷(毫克)	19
	钾(毫克)	190
	钠(毫克)	26.7
	铜(毫克)	10
	镁(毫克)	19
	锌(毫克)	0.13
	硒(微克)	1.1
胆固醇(毫克)		0
膳食纤维(克)		0.2

维生素

维生素A(微克)	维生素B_1(毫克)	维生素B_2(毫克)	维生素B_6(毫克)	维生素B_{12}(微克)	维生素C(毫克)
153	0	0.01	0.11	0	12

维生素D(毫克)	维生素E(毫克)	生物素(微克)	维生素K(微克)	维生素P(微克)	胡萝卜素(毫克)
0	0	34	0	0	0.92

(**注**:焦耳是现在使用的热量国际标准单位,但是千卡作为热量单位更为人们所熟知,故本书全文统一使用千卡来标注热量值。1千卡=4.18千焦。)

第五章
白色食物
——人体营养基石

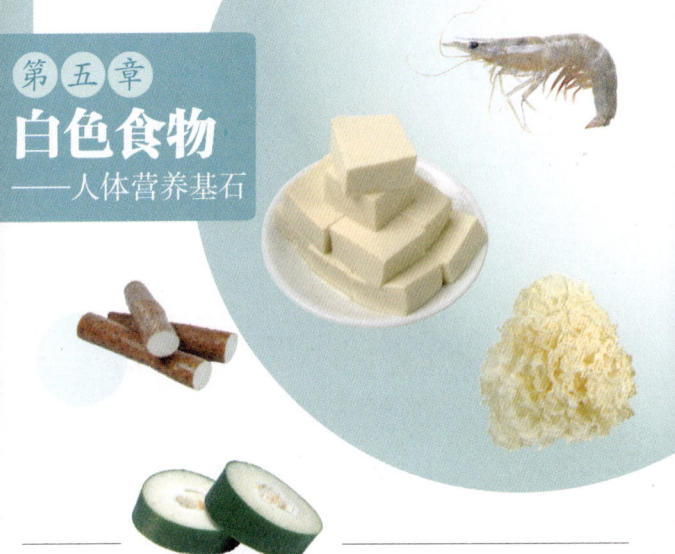

　　白色食物是指本身色泽洁白或颜色较浅的食物。白色食物往往缺少人体所必需的氨基酸，因此其营养价值要稍差一些，但却是三大营养素——碳水化合物、优质脂肪和蛋白质的重要来源，能够给人类提供最基本的营养物质。

基础营养素

◆ 白色食品含有丰富的碳水化合物、蛋白质、脂肪、膳食纤维等多种营养元素。

牛奶

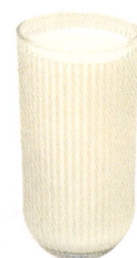

【保健功效】

- 防癌抗癌
- 补充营养
- 男性佳饮
- 护肤美容

别名：牛乳

性味归经：性平，味甘，归心、肺、肾、胃经。

营养功效：润肺补脾胃、解毒、通便。

【人群宜忌】

宜

- 老年人、血压偏高的人适合饮用低脂奶。

忌

- 乳糖不耐者、牛奶过敏者和肾病、肠胃功能较弱、反流性食管炎、胆囊炎和胰腺炎患者不宜饮用牛奶。

【食法宜忌】

宜

- 喝牛奶的最佳时间是在晚上睡觉前。

忌

- 牛奶不能久煮。
- 煮牛奶时不要加糖，须待煮熟离火后再加。

- 选购要诀 以新鲜的牛奶应是淡青色、乳白色或淡黄色,以有淡淡的甜味和清香纯净的乳酸味者为佳。

- 保存须知 市售袋装鲜奶要按说明保存,并在保质期内食用。

雪蛤牛奶汤

原材料

| 雪蛤 5克 | 牛奶 250克 | 冰糖 15克 |

制作过程

① 将雪蛤用温水发透,去筋膜、黑仔;冰糖打碎成屑。
② 将雪蛤放入炖锅,加入牛奶,用中火煮沸,再用文火炖煮25分钟,加入冰糖屑即成。

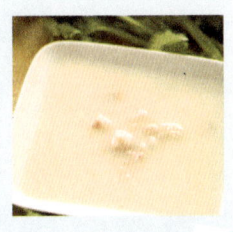

【注解】

牛奶中含有培育初生机体生长发育及代谢所需要的所有营养成分和生物活性物质,包括细胞因子、活性基因、激素、免疫球蛋白等,而且极易消化,对人体有着很强的补益功效,被认为是最佳营养保健品,有"白色血液"的美誉。

营养素（每百克的含量）

三大营养素	热量(千卡)	54
	蛋白质(克)	3
	脂肪(克)	2.9
	碳水化合物(克)	4.1
矿物质	钙(毫克)	104
	铁(毫克)	0.3
	磷(毫克)	73
	钾(毫克)	157
	钠(毫克)	36.5
	铜(毫克)	20
	镁(毫克)	11
	锌(毫克)	3.36
	硒(微克)	1.94
胆固醇(毫克)		15
膳食纤维(克)		0

维生素

维生素A(微克)	维生素B_1(毫克)	维生素B_2(毫克)	维生素B_6(毫克)	维生素B_{12}(微克)	维生素C(毫克)
24	0.03	0.14	30	0.3	0

维生素D(毫克)	维生素E(毫克)	生物素(微克)	维生素K(微克)	维生素P(微克)	胡萝卜素(毫克)
240	0.21	117	2	0	0

（**注**：焦耳是现在使用的热量国际标准单位，但是千卡作为热量单位更为人们所熟知，故本书全文统一使用千卡来标注热量值。1千卡=4.18千焦。）

大蒜

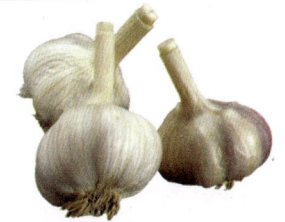

【保健功效】

- 防癌抗癌
- 缓解糖尿病
- 保肝护肝
- 天然抗菌
- 增进食欲
- 降脂降压

别名：胡蒜、独蒜

性味归经：性热，味辛，归脾、胃、肺经。

营养功效：温中消食、解毒除邪、除冷积、杀虫。

【人群宜忌】

宜

- 糖尿病、癌症、感冒、百日咳等患者宜常食用。
- 与铅有密切接触的人宜经常食用。

忌

- 胃肠疾病、肝病患者不宜食用。
- 眼疾患者不宜食用。

【食法宜忌】

宜

- 预防和治疗感染性疾病时应该生食大蒜。

忌

- 腌制大蒜的时间不宜过长，以免破坏有效成分。

- 选购要诀 以外观完整，无烂皮、无疤痕者为佳。
- 保存须知 大蒜可以编成辫，挂在阴凉通风遮雨的屋檐下，风干贮存，一般能保存 2 个月左右。

葱白大蒜汤 ▼

原材料

| 大蒜 250 克 | 葱白 500 克 | 冷水 2000 毫升 |

制作过程

❶ 葱白洗净，切段；大蒜去皮，砸碎。
❷ 将两者置入锅中，加水 2000 毫升，煮沸 15 分钟即可。

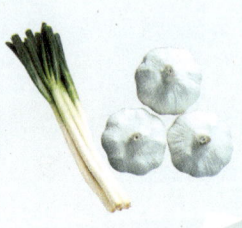

【注解】

大蒜用来食用和治病的历史也非常悠久，因其具有营养价值高、易栽培等特点，自古就被许多人所喜爱。据现代研究分析，大蒜所含有的大量蒜素是一种抗菌广、毒性小的杀菌素，能够治疗多种疾病，可谓"天然青霉素"。

营养素（每百克的含量）

	热量(千卡)	85
三大营养素	蛋白质(克)	4.5
	脂肪(克)	0.1
	碳水化合物(克)	26.5
矿物质	钙(毫克)	39
	铁(毫克)	1
	磷(毫克)	138
	钾(毫克)	530
	钠(毫克)	17.6
	铜(毫克)	0.22
	镁(毫克)	21
	锌(毫克)	1.06
	硒(微克)	3.09
胆固醇(毫克)		0
膳食纤维(克)		1.1

维生素

维生素A(微克)	维生素B_1(毫克)	维生素B_2(毫克)	维生素B_6(毫克)	维生素B_{12}(微克)	维生素C(毫克)
5	0.04	0.06	1.5	0	7

维生素D(毫克)	维生素E(毫克)	生物素(微克)	维生素K(微克)	维生素P(微克)	胡萝卜素(毫克)
0	1.07	0	0	0	0.03

（**注**：焦耳是现在使用的热量国际标准单位，但是千卡作为热量单位更为人们所熟知，故本书全文统一使用千卡来标注热量值。1千卡=4.18千焦。）

豆腐

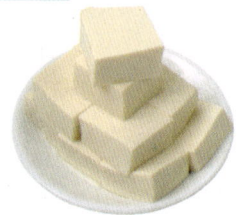

【保健功效】

- 防癌抗癌
- 健脑益智
- 保护血管
- 减肥瘦身

别名：水豆腐

性味归经：性凉，味甘，归脾、胃、大肠经。

营养功效：益气和中、生津润燥、清热解毒。

【人群宜忌】

宜

- 经常熬夜、强脑力劳动者宜常食用。

忌

- 老人、缺铁性贫血患者、痛风患者以及胃寒、腹泻、腹胀、皮肤病患者宜少食用。
- 严重肾病、痛风、消化性溃疡、动脉硬化患者忌食。

【食法宜忌】

宜

- 豆腐适宜同鱼、鸡蛋、海带、排骨等搭配食用。

忌

- 豆腐忌和菠菜、葱一同食用。

- **选购要诀** 以颜色乳白色或淡黄色,稍有光泽,块形完整、软硬适度、富有弹性、无杂质者为佳。
- **保存须知** 将豆腐浸泡于清水中,放在阴凉通风处。

鱿鱼豆腐羹

原材料

鱿鱼	味精	虾仁	豆腐	草菇
100克	1克	50克	100克	20克

制作过程

① 鱿鱼洗净,切成小丁,加入酱油和适量色拉油拌匀;虾仁洗净,去除泥肠备用。
② 豆腐放入开水中汆烫一下,切丁;草菇洗净,切丁。

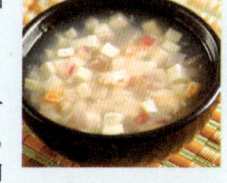

③ 锅中加入色拉油烧热,加入高汤,先加入鱿鱼丁、草菇丁和虾仁煮开,然后放入豆腐丁,待各材料熟透后,下盐、味精调味,以湿淀粉勾稀芡,出锅即可。

【注解】

豆腐分为北豆腐、南豆腐。北豆腐又称"老豆腐",含水分较少,色乳白,味微甜略苦;南豆腐又称"嫩豆腐",水分含量多,色雪白、质细嫩、味甘鲜。豆腐口感鲜美,其原料大豆的蛋白质含量也可媲美动物蛋白,因此有"植物肉"的美称。

营养素(每百克的含量)

三大营养素	热量(千卡)	81
	蛋白质(克)	8.2
	脂肪(克)	3.7
	碳水化合物(克)	3.8
矿物质	钙(毫克)	164
	铁(毫克)	1.5
	磷(毫克)	158
	钾(毫克)	106
	钠(毫克)	7.3
	铜(毫克)	0.22
	镁(毫克)	63
	锌(毫克)	0.63
	硒(微克)	1.55
胆固醇(毫克)		0
膳食纤维(克)		0.5

维生素

维生素A(微克)	维生素B_1(毫克)	维生素B_2(毫克)	维生素B_6(毫克)	维生素B_{12}(微克)	维生素C(毫克)
0	0.04	0.03	0.03	0.06	0

维生素D(毫克)	维生素E(毫克)	生物素(微克)	维生素K(微克)	维生素P(微克)	胡萝卜素(毫克)
0	2.71	0	0	0	30

(**注**:焦耳是现在使用的热量国际标准单位,但是千卡作为热量单位更为人们所熟知,故本书全文统一使用千卡来标注热量值。1千卡=4.18千焦。)

银耳

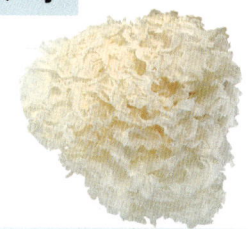

【保健功效】

- 抗肿瘤
- 保护肝脏
- 提高免疫力
- 减肥消脂
- 祛斑美容

别名：白木耳、白耳

性味归经：性平，味甘，归肺、胃、肾经。

营养功效：强精、补肾、滋阴、润肺、养胃、生津、止咳、清热、润肠、益气、和血、强心、补脑。

【人群宜忌】

宜
- 气管炎、心血管病、糖尿病和癌症患者宜经常食用。
- 阴虚火旺不能受参茸等温热滋补的病人宜经常食用。

【食法宜忌】

宜
- 银耳泡发后应去掉未发开的部分。
- 烧煮时，应将银耳煮至浓稠状，可以大大减少，甚至完全消除银耳中残留的二氧化硫。

忌
- 变质的银耳不可食用，以免发生食物中毒。

- 选购要诀　颜色淡黄、无杂质、无异味为佳。
- 保存须知　用保鲜袋密封，放入冰箱冷藏室。

银耳绿豆粥

原材料

| 银耳 15克 | 绿豆 100克 | 西瓜 半个 | 蜜桃 1个 | 冰糖 30克 |

制作过程

1. 绿豆洗净，用冷水浸泡3小时；银耳用冷水浸泡回软，择洗净。
2. 西瓜去皮、子，切块；蜜桃去核，切瓣。
3. 取锅加入适量冷水和泡好的绿豆，上旺火烧沸，转小火慢煮40分钟，再下入银耳及冰糖，搅匀煮约20分钟，下入西瓜块和蜜桃瓣，煮3分钟离火。
4. 粥自然冷却后，装入碗中，用保鲜膜密封，放入冰箱，冷冻20分钟即可食用。

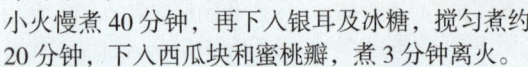

【注解】

　　银耳营养价值极高，具有防病健身、延年益寿的保健功效，被推崇为"长生不老药"。银耳已成为大众滋补食品。

营养素（每百克的含量）

三大营养素	热量(千卡)	200
	蛋白质(克)	10
	脂肪(克)	1.7
	碳水化合物(克)	36.2
矿物质	钙(毫克)	36
	铁(毫克)	4.1
	磷(毫克)	369
	钾(毫克)	987
	钠(毫克)	82.1
	铜(毫克)	80
	镁(毫克)	54
	锌(毫克)	4.11
	硒(微克)	2.95
胆固醇(毫克)		0
膳食纤维(克)		30.4

维生素

维生素A(微克)	维生素B_1(毫克)	维生素B_2(毫克)	维生素B_6(毫克)	维生素B_{12}(微克)	维生素C(毫克)
8	0.05	0.25	0.1	2.6	0

维生素D(毫克)	维生素E(毫克)	生物素(微克)	维生素K(微克)	维生素P(微克)	胡萝卜素(毫克)
970	1.26	0	0	0	0.05

（**注：** 焦耳是现在使用的热量国际标准单位，但是千卡作为热量单位更为人们所熟知，故本书全文统一使用千卡来标注热量值。1千卡=4.18千焦。）

莲藕

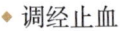【保健功效】

- 调经止血
- 防治贫血
- 促进消化
- 降糖消脂

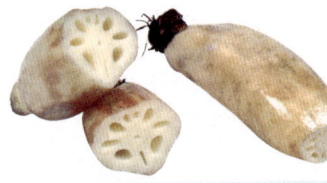

别名：莲菜、七孔菜
性味归经：性寒，味甘，归心、脾、肺经。
营养功效：消瘀、清热、除烦解渴、止血健胃。

【人群宜忌】

宜
- 营养不良、食欲不振、缺铁性贫血患者宜食用。
- 高血压、糖尿病、肝病及便秘患者宜食用。

忌
- 脾胃虚寒者尽量少食。
- 痛经者及女性经期忌食。

【食法宜忌】

宜
- 莲藕适宜同贝类、鱼虾等水产品搭配食用。
- 当烦渴难忍、偶然出血、酩酊大醉时，饮用鲜藕汁2杯，有明显的止渴、止血和醒酒作用。

● 选购要诀 皮白粗壮、外表无伤、无烂、不干缩。

● 保存须知 存放在阴凉的地方，避免阳光直射，不要放入冰箱长期冷藏，否则会使莲藕组织发生软化，无法食用。

莲藕牛腩汤 ▼

原材料

| 莲藕 250克 | 牛腩 250克 | 赤小豆 25克 | 生姜 2片 | 蜜枣 4颗 |

制作过程

❶ 选鲜牛腩，洗净，切大块，割去肥脂，用开水焯后过冷水，漂洗干净；莲藕洗净，刮皮去节，拍成大块；赤小豆、生姜、蜜枣洗净。

❷ 将以上用料放入冷水煲内，旺火煲开后，改小火煲3小时，加盐调味即可。

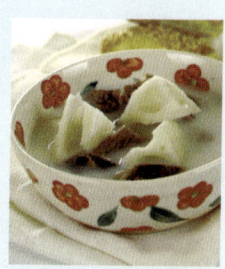

【注解】

莲藕因其正血化瘀、清热解暑功效非常好而被誉为"消瘀清热菜"。莲藕营养丰富，味道微甜而脆，可生食也可熟食，是老弱妇孺、体弱多病者的滋补佳品。

营养素(每百克的含量)

三大营养素	热量(千卡)	84
	蛋白质(克)	1.9
	脂肪(克)	0.1
	碳水化合物(克)	15.2
矿物质	钙(毫克)	39
	铁(毫克)	1.4
	磷(毫克)	51
	钾(毫克)	497
	钠(毫克)	44.2
	铜(毫克)	0.11
	镁(毫克)	19
	锌(毫克)	0.23
	硒(微克)	0.39
胆固醇(毫克)		0
膳食纤维(克)		1.2

维生素

维生素A(微克)	维生素B_1(毫克)	维生素B_2(毫克)	维生素B_6(毫克)	维生素B_{12}(微克)	维生素C(毫克)
3	0.09	0.03	0	0	44

维生素D(毫克)	维生素E(毫克)	生物素(微克)	维生素K(微克)	维生素P(微克)	胡萝卜素(毫克)
0	0.73	0	200	0	0.02

(**注:** 焦耳是现在使用的热量国际标准单位,但是千卡作为热量单位更为人们所熟知,故本书全文统一使用千卡来标注热量值。1千卡=4.18千焦。)

白萝卜

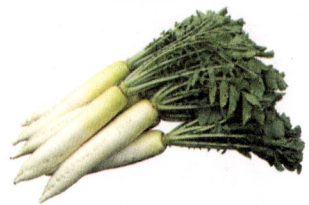

【保健功效】

- 防癌抗癌
- 减肥降压
- 利大小便
- 杀虫除菌
- 促进食欲

别名：萝白、莱菔

性味归经：性平，味甘、辛，归肺、脾经。

营养功效：下气消食、除痰润肺。

【人群宜忌】

宜
- 肥胖者、中老年人宜经常食用。
- 大便秘结、小便不畅者宜经常食用。
- 呼吸道疾病患者宜经常食用。

忌
- 脾胃虚弱、消化不良、大便溏稀者不宜生食、多食。

【食法宜忌】

忌
- 白萝卜不宜和胡萝卜一起食用。
- 服用人参期间不宜食用萝卜。
- 忌同橘子一同食用，否则会引发甲状腺肿大。

• 选购要诀 以叶子颜色嫩绿、个体丰满、表皮白净、无黑点者为佳。

• 保存须知 白萝卜易失水萎缩,买回后最好先齐根切掉叶子,再将整个白萝卜喷匀清水,以报纸包裹好,放入塑胶袋中置冰箱冷藏,保鲜期达两周左右。

白萝卜蜜汁

原材料
- 新鲜白萝卜 100 克
- 蜂蜜 少许

制作过程
新鲜白萝卜洗净,切碎捣烂,置消毒纱布取汁,加蜂蜜调味即可。

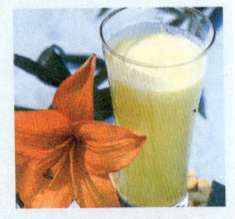

【注解】

现代科学研究表明,白萝卜营养丰富,含有大量碳水化合物、维生素 C、膳食纤维和矿物质等,对于多种疾病有着很好的辅助治疗效果。

营养素（每百克的含量）

	热量(千卡)	20
三大营养素	蛋白质(克)	0.9
	脂肪(克)	0.1
	碳水化合物(克)	4
矿物质	钙(毫克)	36
	铁(毫克)	0.5
	磷(毫克)	26
	钾(毫克)	173
	钠(毫克)	61.8
	铜(毫克)	40
	镁(毫克)	16
	锌(毫克)	0.3
	硒(微克)	0.61
胆固醇(毫克)		0
膳食纤维(克)		1

维生素

维生素A(微克)	维生素B₁(毫克)	维生素B₂(毫克)	维生素B₆(毫克)	维生素B₁₂(微克)	维生素C(毫克)
3	0.02	0.03	0	0	21

维生素D(毫克)	维生素E(毫克)	生物素(微克)	维生素K(微克)	维生素P(微克)	胡萝卜素(毫克)
0	0.92	0	0	0	0.02

（注：焦耳是现在使用的热量国际标准单位，但是千卡作为热量单位更为人们所熟知，故本书全文统一使用千卡来标注热量值。1千卡=4.18千焦。）

燕麦

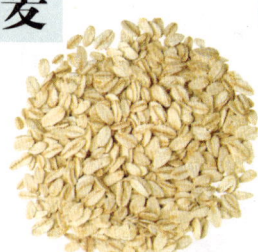

【保健功效】

- 防治糖尿病
- 保护血管
- 维护性机能
- 补充矿物质
- 防治便秘

别名：莜麦、油麦
性味归经：性平，味甘，归肝、脾、胃经。
营养功效：健脾益气、补虚止汗、养胃润肠。

【人群宜忌】

宜

- 老年人、孕妇、产妇、幼儿宜经常食用。
- 高血压、高脂血症、脂肪肝、冠心病、糖尿病、肥胖症患者宜食燕麦。
- 自汗、盗汗、贫血、前列腺疾病患者宜经常食用。

【食法宜忌】

宜

- 燕麦最好搭配蔬菜类一起食用。

忌

- 吃燕麦一次不宜太多，每次30～50克为宜，否则会造成胃痉挛或是胀气。

● 选购要诀　以燕麦为原料制成的麦片、饼干、糕点等食用方便，但购买时注意选择质量有保证的食品，最好购买袋装食品。

● 保存须知　燕麦最好置于通风干燥处保存，也可密封后放入冰箱冷藏室内保存。

燕麦粳米粥

原材料
- 粳米 100 克
- 燕麦粉 30 克
- 白糖 10 克

制作过程

❶ 粳米洗净，用冷水浸泡半小时。

❷ 将粳米放入锅内，加入冷水，先用旺火烧沸，然后改用小火熬煮。

❸ 粥熬至半熟时将燕麦粉用冷开水调匀，放入锅内搅拌均匀，待粳米烂熟以后加白糖调味即可。

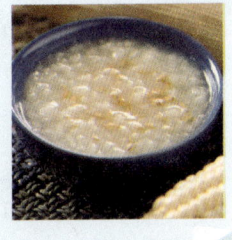

【注解】

燕麦曾被视为粗粮，用来喂马，但随着对其营养价值的发现，如今已成为世界十大健康食品之一，被誉为"保健食品新贵族"。

营养素（每百克的含量）

		热量(千卡)	367
三大营养素		蛋白质(克)	15
		脂肪(克)	6.7
		碳水化合物(克)	61.6
矿物质		钙(毫克)	186
		铁(毫克)	7
		磷(毫克)	291
		钾(毫克)	214
		钠(毫克)	3.7
		铜(毫克)	0.45
		镁(毫克)	177
		锌(毫克)	2.59
		硒(微克)	4.31
胆固醇(毫克)			0
膳食纤维(克)			5.3

维生素

维生素A(微克)	维生素B_1(毫克)	维生素B_2(毫克)	维生素B_6(毫克)	维生素B_{12}(微克)	维生素C(毫克)
0	0.3	0.13	0.16	54.4	0

维生素D(毫克)	维生素E(毫克)	生物素(微克)	维生素K(毫克)	维生素P(微克)	胡萝卜素(毫克)
0	3.07	73	0	0	0

（**注**：焦耳是现在使用的热量国际标准单位，但是千卡作为热量单位更为人们所熟知，故本书全文统一使用千卡来标注热量值。1千卡=4.18千焦。）

百合

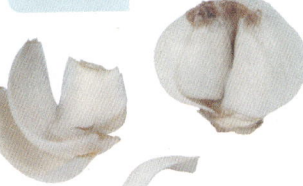

【保健功效】

- 防癌抗癌
- 清肺去燥
- 安神清心
- 养胃

别名：蒜脑薯

性味归经：性平，味甘、微苦，归心、肺经。

营养功效：润肺、清火、安神。

【人群宜忌】

宜

- 慢性支气管炎、肺气肿、肺结核患者宜食用。
- 罹患急性热病者，可在病程后期食用。
- 神经衰弱、失眠、心悸患者宜食用。

忌

- 风寒咳嗽、虚寒出血、脾虚便溏者不宜选用。

【食法宜忌】

宜

- 百合四季皆可食用，但更宜在秋季利用百合制作抗燥药膳，并应选用新鲜的百合。

● 选购要诀 新鲜百合以个大、瓣匀、肉质厚、色白或呈淡黄色者为佳,选购时注意剔除有杂质、烂心和霉变者。

● 保存须知 鲜百合最好用纸包裹好,放入塑料袋中,封口存放在冰箱冷藏室内。

冰糖百合汤

原材料

[百合 30克] [冰糖 30克] [绿豆 50克] [冷水 适量]

制作过程

① 百合、绿豆洗净;冰糖打碎成屑。

② 百合、绿豆放入炖锅内,加水适量,置旺火上烧沸,再用小火炖煮30分钟;加入冰糖屑即成。

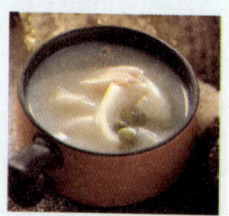

【注解】

百合味质鲜美,含有人体所必需的多种微量元素和抗癌物质,有润肺、清火、安神等多种功效,具有极高的医疗价值和食用价值,因其安神清心,效果较其他食疗之品更好,故被誉为"蓝色忧郁的解药"。

营养素(每百克鲜品的含量)

	热量(千卡)	162
三大营养素	蛋白质(克)	4
	脂肪(克)	0.1
	碳水化合物(克)	37.1
矿物质	钙(毫克)	11
	铁(毫克)	1
	磷(毫克)	71
	钾(毫克)	740
	钠(毫克)	6.7
	铜(毫克)	0.32
	镁(毫克)	34
	锌(毫克)	2.38
	硒(微克)	2
胆固醇(毫克)		0
膳食纤维(克)		1.7

维生素

维生素A(微克)	维生素B_1(毫克)	维生素B_2(毫克)	维生素B_6(毫克)	维生素B_{12}(微克)	维生素C(毫克)
0	0.02	0.04	0.12	0	18

维生素D(毫克)	维生素E(毫克)	生物素(微克)	维生素K(微克)	维生素P(微克)	胡萝卜素(毫克)
0	0	212	0	0	0

(**注**:焦耳是现在使用的热量国际标准单位,但是千卡作为热量单位更为人们所熟知,故本书全文统一使用千卡来标注热量值。1千卡=4.18千焦。)

杏仁

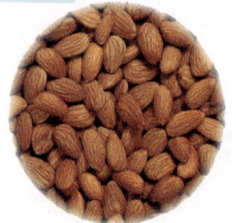

【保健功效】

- 保护心脏
- 保护血管
- 止咳润肺
- 增强抵抗力
- 排毒美容

别名：苦杏仁、核仁

性味归经：性温，味苦，归肺、大肠经。

营养功效：止咳平喘、润肠通便。

【人群宜忌】

宜

- 产妇、幼儿、糖尿病患者不宜食用。
- 心脏病、高脂血症患者适合食用。
- 呼吸道疾病患者适合食用。

忌

- 便秘患者适合食用。

【食法宜忌】

忌

- 杏仁性温，多食容易诱发腹泻和疖肿，还会对牙齿造成伤害，所以不宜多吃。

- 选购要诀 以果实饱满，果形均匀，果仁表面无虫蛀痕迹，无异味者为佳。
- 保存须知 带壳的杏仁放在干燥通风处，能减缓氧化速度；无壳杏仁最好用密封的罐子保存。

甜杏仁羹

原材料

| 甜杏仁 200克 | 平菇 10个 | 黑木耳 10个 | 淀粉 20克 | 香油 3克 |

制作过程

❶ 平菇、黑木耳洗净，分别撕成瓣。甜杏仁用冷水浸泡，剥皮、捣碎磨细，将杏仁浆盛入纱布袋，挤压出浓汁。

❷ 杏仁汁加水烧沸，熄火，放入淀粉拌匀，盛入深盘中，待冷却凝固后，切成数方块。

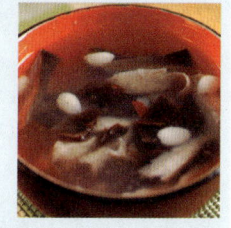

❸ 锅中加入适量冷水，煮沸后倒入平菇、黑木耳，再沸时下入杏仁块，加盐调味煮透，再放白糖、味精拌匀，淋上香油即可。

【注解】

杏仁分为甜杏仁和苦杏仁两种。甜杏仁芳香可口，被制成多种食品，如杏仁豆腐、杏仁糖、杏仁粥等；而苦杏仁则多用于入药。

营养素(每百克的含量)

	热量(千卡)	514
三大营养素	蛋白质(克)	23
	脂肪(克)	44.8
	碳水化合物(克)	2.9
矿物质	钙(毫克)	92
	铁(毫克)	26.5
	磷(毫克)	26
	钾(毫克)	106
	钠(毫克)	7.1
	铜(毫克)	0.8
	镁(毫克)	795
	锌(毫克)	3.5
	硒(微克)	15.08
胆固醇(毫克)		0
膳食纤维(克)		19.9

维生素

维生素A(微克)	维生素B_1(毫克)	维生素B_2(毫克)	维生素B_6(毫克)	维生素B_{12}(微克)	维生素C(毫克)
0	0.08	1.25	0	0	26

维生素D(毫克)	维生素E(毫克)	生物素(微克)	维生素K(微克)	维生素P(微克)	胡萝卜素(毫克)
0	18.53	0	0	0	0

(**注**:焦耳是现在使用的热量国际标准单位,但是千卡作为热量单位更为人们所熟知,故本书全文统一使用千卡来标注热量值。1千卡=4.18千焦。)

冬瓜

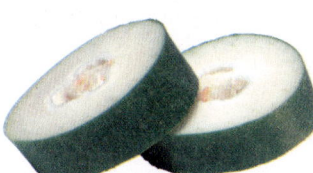

【保健功效】

- 消除水肿
- 祛热止咳
- 减肥瘦身
- 健肤美容

别名：枕瓜、白瓜

性味归经：性寒，味甘、淡，归肺、大小肠、膀胱经。

营养功效：润肺生津、利尿消肿、清热祛暑、解毒排脓。

【人群宜忌】

宜

- 肾脏病、糖尿病、高血压、冠心病者宜常食。

忌

- 久病者与阴虚火旺者应少食。
- 躯体虚寒、胃弱易泄者不宜食用。

【食法宜忌】

宜

- 冬瓜连皮一起煮汤，解热利尿效果更明显。

忌

- 冬瓜与鲫鱼不能同食。

- 选购要诀 青皮冬瓜肉厚、肉质致密，食用品质好；黑皮冬瓜以体形饱满、瓜蒂翠绿、表面无创伤者为佳。
- 保存须知 冬瓜切开后如吃不完，可在切口处贴一块大于切口的保鲜膜，按实后放入冰箱冷藏室。

白果冬瓜汤

原材料

白果	冬瓜	猪棒子骨	料酒	姜
50克	500克	500克	10克	5克

制作过程

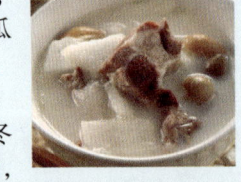

① 将白果去壳、去心，洗净；猪棒子骨洗净，敲破；冬瓜洗净，连皮切块；姜切片，葱切段。

② 将白果仁、猪棒子骨、冬瓜、料酒、姜、葱同放炖锅内，加水2500毫升，武火烧沸，再用文火煮35分钟，加入盐、味精、胡椒粉即成。

【注解】

　　冬瓜肉质细嫩，滋味鲜美，是广受欢迎的蔬菜之一。除了食用价值外，中医很早就对冬瓜的药用价值进行了研究，一直将其视为食疗圣品，更因其能辅助瘦身而被称为"减肥瓜"。

营养素(每百克的含量)

	热量(千卡)	11
三大营养素	蛋白质(克)	0.4
	脂肪(克)	0.2
	碳水化合物(克)	1.5
矿物质	钙(毫克)	19
	铁(毫克)	0.1
	磷(毫克)	7
	钾(毫克)	136
	钠(毫克)	1.6
	铜(毫克)	70
	镁(毫克)	8
	锌(毫克)	0.2
	硒(微克)	0.22
胆固醇(毫克)		0
膳食纤维(克)		0.5

维生素

维生素A(微克)	维生素B_1(毫克)	维生素B_2(毫克)	维生素B_6(毫克)	维生素B_{12}(微克)	维生素C(毫克)
13	0.01	0.01	0.03	0	16

维生素D(毫克)	维生素E(毫克)	生物素(微克)	维生素K(微克)	维生素P(微克)	胡萝卜素(毫克)
0	0.08	0	1	0	0.08

(注:焦耳是现在使用的热量国际标准单位,但是千卡作为热量单位更为人们所熟知,故本书全文统一使用千卡来标注热量值。1千卡=4.18千焦。)

酸奶

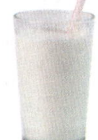
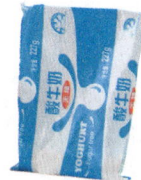

【保健功效】

- 防癌抗癌
- 预防动脉硬化
- 促进消化吸收
- 抵抗衰老
- 美容护肤
- 其他功效

别名：酸牛奶

性味归经：性平，味甘、酸，归心、肺、胃经。

营养功效：生津止渴、补虚开胃、润肠通便、降血脂、抗癌。

【人群宜忌】

宜

- 幼儿、中老年人宜常食用。
- 骨质疏松患者、动脉粥样硬化和高血压病患者、肿瘤患者以及年老体弱者宜常食用。

【食法宜忌】

宜

- 食用酸奶后一定要漱口，以免损伤牙齿。

忌

- 酸奶虽好，但也不能过多食用，每次 150～250 克为宜，否则会引起胃酸过多。
- 饮用酸奶不能加热。

- **选购要诀** 按照国家标准规定,酸奶的蛋白质含量应该≥2.3%,而酸奶饮料的蛋白质只要≥0.7%就可以了。

- **保存须知** 酸奶中由于含有活性菌,发酵活动一直在进行,所以酸奶一定要放入冰箱的冷藏室内。

香蕉豆沙酸奶汁

原材料

| 酸奶 120克 | 香蕉 2只 | 豆沙 50克 |

制作过程

① 将香蕉去皮,切成块状,放入榨汁机中搅打成汁。

② 将香蕉汁倒入杯中,加入豆沙和酸奶,搅拌均匀,即可直接饮用。

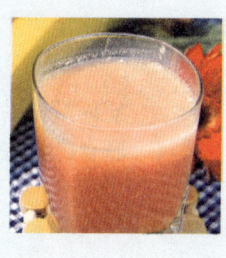

【注解】

酸奶因其风味独特、营养丰富、保健作用突出而备受青睐。它不但具备新鲜牛奶的全部养分,而且更易吸收,还能调节机体内微生物的平衡,提高免疫力,从而具有延年益寿的功效,所以被视为十大"长寿食品"之一。

营养素（每百克的含量）

	热量(千卡)	72
三大营养素	蛋白质(克)	2.5
	脂肪(克)	2.7
	碳水化合物(克)	9.3
矿物质	钙(毫克)	118
	铁(毫克)	0.3
	磷(毫克)	85
	钾(毫克)	150
	钠(毫克)	39.8
	铜(毫克)	30
	镁(毫克)	12
	锌(毫克)	1.74
	硒(微克)	1.71
胆固醇(毫克)		15
膳食纤维(克)		0

维生素

维生素A(微克)	维生素B_1(毫克)	维生素B_2(毫克)	维生素B_6(毫克)	维生素B_{12}(微克)	维生素C(毫克)
26	0.03	0.04	0.04	0.1	1

维生素D(毫克)	维生素E(毫克)	生物素(微克)	维生素K(微克)	维生素P(微克)	胡萝卜素(毫克)
232	0.12	120			

（**注**：焦耳是现在使用的热量国际标准单位，但是千卡作为热量单位更为人们所熟知，故本书全文统一使用千卡来标注热量值。1千卡=4.18千焦。）

菜花

【保健功效】

- 防癌抗癌
- 保护血管
- 增强免疫功能

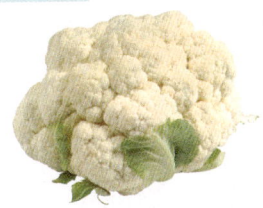

别名：花椰菜、花菜

性味归经：性平，味甘，归胃、肝、肺经。

营养功效：润肺止咳、清热利尿。

【人群宜忌】

宜

- 免疫功能差者宜经常食用。
- 脾胃虚弱、消化功能差者宜经常食用。
- 大小便不畅者宜经常食用。

【食法宜忌】

宜

- 烹饪前可将菜花放在盐水里浸泡5分钟左右。
- 食用时多咀嚼，有利于营养的吸收。
- 菜花最好用手掰成小块，不要用刀切。

忌

- 菜花不宜炒得过烂，以免破坏抗癌物质。

- 选购要诀 以叶片青绿、个大肉厚、不伤不烂、果肉上无黑斑点者为佳。
- 保存须知 用保鲜袋密封放入冰箱冷藏室。

五香菜花

原材料

菜花	猪肉	枸杞	盐	鸡精
300克	100克	15克	5克	2克

制作过程

① 菜花洗净掰成块待用；猪肉洗净切成肉片，加入盐、料酒、湿淀粉上浆待用；枸杞水发待用。

② 坐锅点火，放入清水、花椒、茴香、姜片、盐放入水中煮出香味后，下菜花煮至回软，约七成熟时捞出。

③ 另置炒锅，倒入植物油，至四成热时放入切好的肉片，煸炒至变色，放入料酒，将焯好的菜花炒匀，放入高汤、盐、鸡精、枸杞，炒至菜花变熟，勾薄芡起锅即成。

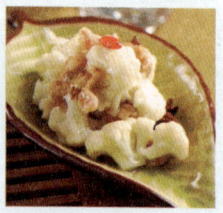

【注解】

常吃菜花有爽喉、开音、润肺、止咳的功效，因此人们把菜花叫作"天赐的良药"和"穷人的医生"。

营养素（每百克的含量）

三大营养素	热量(千卡)	27
	蛋白质(克)	2.1
	脂肪(克)	0.2
	碳水化合物(克)	3.8
矿物质	钙(毫克)	23
	铁(毫克)	1.1
	磷(毫克)	57
	钾(毫克)	316
	钠(毫克)	30.3
	铜(毫克)	50
	镁(毫克)	18
	锌(毫克)	0.2
	硒(微克)	0.73
胆固醇(毫克)		0
膳食纤维(克)		1.1

维生素

维生素A(微克)	维生素B_1(毫克)	维生素B_2(毫克)	维生素B_6(毫克)	维生素B_{12}(微克)	维生素C(毫克)
5	0.03	0.08	0.23	0	61

维生素D(毫克)	维生素E(毫克)	生物素(微克)	维生素K(微克)	维生素P(微克)	胡萝卜素(毫克)
0	0.43	0	17	0	0.03

（注：焦耳是现在使用的热量国际标准单位，但是千卡作为热量单位更为人们所熟知，故本书全文统一使用千卡来标注热量值。1千卡=4.18千焦。）

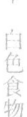

竹笋

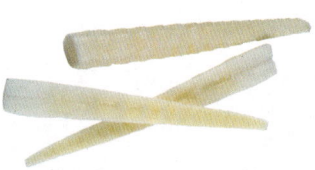

【保健功效】

- 预防消化道肿瘤
- 降脂降压
- 补充氨基酸
- 减肥
- 孕妇佳蔬

别名：竹肉、竹胎

性味归经：性寒，味甘，归肺、胃经。

营养功效：清热化痰、解毒透疹、和中润肠。

【人群宜忌】

宜

- 肥胖者宜经常食用。
- 高血压、高脂血症患者宜经常食用。

忌

- 胃溃疡、胃出血、肾炎、尿结石、肝硬化或慢性肠炎患者宜少食用。

【食法宜忌】

宜

- 食用时一般将竹笋在开水中煮5～10分钟。

忌

- 不宜与菠菜等高钙食物一同食用。

- 选购要诀　竹笋根部越红越好；笋体粗壮，笋节短；外壳色泽鲜黄或淡黄略带粉红，笋壳完整，紧裹笋肉，饱满光洁；用手捏竹笋周身，手感饱满，无瘪洞、无凹陷、无断裂痕迹者为佳。

- 保存须知　可放置在通风干燥阴冷处。

菜心竹笋鸡片汤

原材料

鸡肉	菜心	鲜竹笋	鸡蛋	高汤
300克	100克	80克	1个	150克

制作过程

① 竹笋去老根，切成段，焯水。
② 鸡脯肉洗净抹干，切片，加蛋液、盐、胡椒粉、料酒腌片刻，待用。
③ 菜心洗净，切长段。
④ 煮滚高汤放入上列材料煮至熟，捞起上碟，将锅内高汤用湿淀粉埋芡，淋在盘中即成。

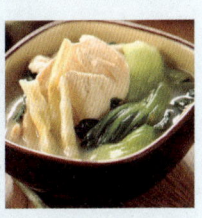

【注解】

　　竹笋拥有相当丰富的营养，因特有的粗纤维、丰富的微量元素以及多种维生素和氨基酸，无污染的生长环境等，被认为是最佳的绿色食品之一，享有"寒土山珍"之誉。

营养素(每百克的含量)

	热量(千卡)	19
三大营养素	蛋白质(克)	2.6
	脂肪(克)	0.2
	碳水化合物(克)	1.8
矿物质	钙(毫克)	9
	铁(毫克)	0.5
	磷(毫克)	36
	钾(毫克)	587
	钠(毫克)	0.4
	铜(毫克)	0.15
	镁(毫克)	8
	锌(毫克)	0.43
	硒(微克)	0.66
胆固醇(毫克)		0
膳食纤维(克)		1.8

维生素

维生素A(微克)	维生素B_1(毫克)	维生素B_2(毫克)	维生素B_6(毫克)	维生素B_{12}(微克)	维生素C(毫克)
0	0.08	0.08	0.13	0	5

维生素D(毫克)	维生素E(毫克)	生物素(微克)	维生素K(微克)	维生素P(微克)	胡萝卜素(毫克)
0	0.05	0	2	0	80

(**注**：焦耳是现在使用的热量国际标准单位，但是千卡作为热量单位更为人们所熟知，故本书全文统一使用千卡来标注热量值。1千卡=4.18千焦。)

鸡肉

【保健功效】

- 强身健体
- 防治感冒
- 减肥美肤

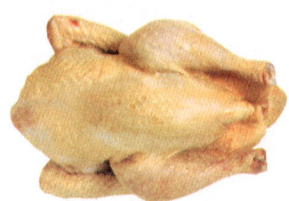

别名：家鸡肉

性味归经：性平、温，味甘，归胃、脾经。

营养功效：温中益气、补精填髓、益五脏、补虚损。

【人群宜忌】

宜

- 肥胖者、中老年人、病人、孕妇宜经常食用鸡肉。

忌

- 尿毒症患者、高烧患者应禁食鸡肉。
- 痛风症患者不宜喝鸡汤。
- 伤风感冒、咳嗽未愈者不宜饮用。

【食法宜忌】

忌

- 鸡臀尖应弃掉。
- 鸡肉忌煮不透，否则不利于肠胃吸收。

- **选购要诀** 上佳的活鸡外形健壮,眼睛有神;羽毛紧密而油润,冠与肉髯颜色鲜红,冠挺直,肉髯柔软;两翅紧贴身体,毛有光泽;爪壮有力,行动自如。
- **保存须知** 最好用保鲜袋密封放入冰箱冷冻室内。

赤小豆莲子清鸡汤

原材料

| 嫩鸡 | 赤小豆 | 莲子 | 陈皮 | 盐 |
| 1只 | 100克 | 50克 | 1块 | 少许 |

制作过程

① 鸡去内脏、去肥膏,洗净,放沸水煮5分钟;赤小豆、莲子和陈皮洗干净,莲子保留莲子衣、去莲子心。

② 瓦煲加冷水,用旺火煲至水滚,放入以上食材,改用小火继续煲3小时,加少许盐调味即可。

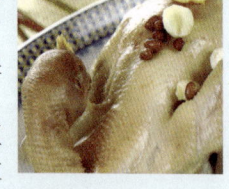

【注解】

鸡肉肉质细嫩,滋味鲜美,适合多种烹调方法,不但适于热炒、炖汤,而且也是冷食凉拌的常用肉类。此外,鸡肉营养十分丰富,保健价值非常高,有防治疾病、强壮身体的作用,历来作为滋补佳品,号称"食补之王"。

营养素(每百克的含量)

	热量(千卡)	166
三大营养素	蛋白质(克)	18.5
	脂肪(克)	9.6
	碳水化合物(克)	1.4
矿物质	钙(毫克)	9
	铁(毫克)	1.4
	磷(毫克)	160
	钾(毫克)	340
	钠(毫克)	63.3
	铜(毫克)	80
	镁(毫克)	7
	锌(毫克)	1.29
	硒(微克)	5.4
胆固醇(毫克)		187
膳食纤维(克)		0

维生素

维生素A(微克)	维生素B_1(毫克)	维生素B_2(毫克)	维生素B_6(毫克)	维生素B_{12}(微克)	维生素C(毫克)
48	0.05	0.09	0.18	0.4	0

维生素D(毫克)	维生素E(毫克)	生物素(微克)	维生素K(微克)	维生素P(微克)	胡萝卜素(毫克)
221	0.67	2	53	0	0

(注：焦耳是现在使用的热量国际标准单位，但是千卡作为热量单位更为人们所熟知，故本书全文统一使用千卡来标注热量值。1千卡=4.18千焦。)

梨

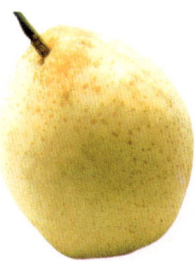

【保健功效】

- 防癌抗癌
- 保肝护肝
- 缓解头晕心悸
- 生津利喉
- 利尿通便

别名：玉露、玉乳

性味归经：性寒，味甘，归肺、胃经。

营养功效：生津止渴、润燥化痰、润肠通便。

【人群宜忌】

宜
- 吸烟、从事广播播音工作者及教师宜经常食用。
- 肝炎患者、肝硬化患者、肾功能不佳者应经常食用。

忌
- 脾胃虚寒的人不宜食用。

【食法宜忌】

宜
- 进食动物性食物后适宜吃点梨。
- 煮熟的梨，保护嗓子的功效更加突出。

忌
- 梨性寒凉，一次不要吃得过多。

- 选购要诀 以个大适中、果皮薄细、光泽鲜艳、果肉脆嫩、汁多味香甜、无虫眼及损伤者为佳。

- 保存须知 可放入冰箱冷藏室保存,但最好用保鲜袋密封一下。

菊花雪梨淡奶汤

原材料

| 雪梨 4个 | 淡牛奶 500克 | 白菊花 4朵 | 白果 20克 | 蜜糖 适量 |

制作过程

❶ 将白菊花洗净,摘花瓣备用;雪梨削皮,取梨肉,切块;白果去壳,热水烫去衣、去心。

❷ 把白果、雪梨放入锅内,加冷水适量,旺火煮沸后小火煲至白果熟,加菊花瓣、牛奶煮沸,熄火稍降温,再加蜜糖调匀即可。

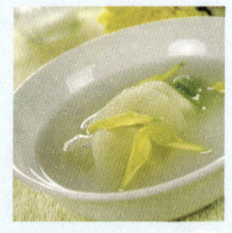

【注解】

梨有着青、白、黄、红、棕色等多种颜色,十分美观,并且香气怡人,望之生津,食之可口,凉脆沁腑。梨不但营养丰富、甜酸解渴,而且治病保健功效亦佳,古时即被推崇为"百果之宗",现代人则誉其为"天然矿泉水"。

营养素(每百克的含量)

三大营养素	热量(千卡)	32
	蛋白质(克)	0.4
	脂肪(克)	0.1
	碳水化合物(克)	7.3
矿物质	钙(毫克)	11
	铁(毫克)	0
	磷(毫克)	11
	钾(毫克)	115
	钠(毫克)	3.9
	铜(毫克)	80
	镁(毫克)	10
	锌(毫克)	0.1
	硒(微克)	0.98
胆固醇(毫克)		0
膳食纤维(克)		2

维生素

维生素A(微克)	维生素B_1(毫克)	维生素B_2(毫克)	维生素B_6(毫克)	维生素B_{12}(微克)	维生素C(毫克)
0	0.01	0.04	30	0	9

维生素D(毫克)	维生素E(毫克)	生物素(微克)	维生素K(微克)	维生素P(微克)	胡萝卜素(毫克)
0	0	57	0	0	0.033

(**注**：焦耳是现在使用的热量国际标准单位，但是千卡作为热量单位更为人所熟知，故本书全文统一使用千卡来标注热量值。1千卡=4.18千焦。)

山药

【保健功效】

- 预防动脉粥样硬化
- 补肾益精
- 病后滋补
- 预防类风湿性关节炎

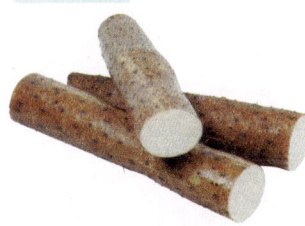

别名：大薯、薯蓣
性味归经：性温，味甘，归脾、肺、肾经。
营养功效：补脾暖胃、补肺益肾。

【人群宜忌】

宜

- 减肥和体重超标者宜常食用山药。
- 体弱、脾胃虚弱者也宜常食用山药。

【食法宜忌】

宜

- 新鲜的山药容易氧化，与铁或金属接触也会出现褐化现象，所以切山药时最好用竹刀或塑料刀。

忌

- 山药不能生吃，因其属于高淀粉食物，只有煮熟淀粉粒破裂后才能被人体消化。

- 选购要诀 以质地坚硬、粉性足、色洁白者为佳。
- 保存须知 新鲜山药用报纸包裹几层,放在阴凉干燥的墙角处。

山药红枣粥

原材料

山药	糯米	薏仁	荸荠粉	红枣
50克	100克	75克	25克	5颗

制作过程

❶ 糯米、薏仁分别洗净,用冷水浸泡3小时。山药去皮,洗净,捣成粉末;红枣去核,洗净备用。

❷ 薏仁、糯米下入锅内,加入适量冷水,置旺火上煮至米粒开花时,将红枣下入锅内,转小火熬煮成粥。

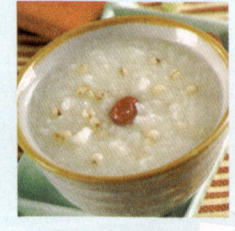

❸ 待糯米软烂时,边搅拌边将山药粉洒入锅内,约煮20分钟,将荸荠粉和冰糖入锅搅匀即可。

【注解】

山药内含淀粉酶消化素,能分解糖和蛋白质,所以有减肥轻身的作用;但对于体瘦者来讲,因山药含有丰富的蛋白质以及淀粉等营养,又可"增胖"。这种双重调节的功能,使得山药获得"身材保护使者"之美称。

营养素(每百克的含量)

	热量(千卡)	56
三大营养素	蛋白质(克)	1.9
	脂肪(克)	0.2
	碳水化合物(克)	11.6
矿物质	钙(毫克)	14
	铁(毫克)	0.3
	磷(毫克)	42
	钾(毫克)	452
	钠(毫克)	18.6
	铜(毫克)	0.24
	镁(毫克)	20
	锌(毫克)	0.27
	硒(微克)	0.55
胆固醇(毫克)		0
膳食纤维(克)		0.8

维生素

维生素A(微克)	维生素B_1(毫克)	维生素B_2(毫克)	维生素B_6(毫克)	维生素B_{12}(微克)	维生素C(毫克)
7	0.05	0.02	0.06	0	6

维生素D(毫克)	维生素E(毫克)	生物素(微克)	维生素K(微克)	维生素P(微克)	胡萝卜素(毫克)
0	0.2			0	0.02

（注：焦耳是现在使用的热量国际标准单位，但是千卡作为热量单位更为人们所熟知，故本书全文统一使用千卡来标注热量值。1千卡=4.18千焦。）

荔枝

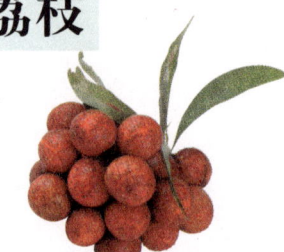

【保健功效】

- 排毒
- 祛斑美容

别名：荔支、丹荔

性味归经：性温，味甘、微酸，归脾、胃、肝经。

营养功效：养血补肝、健脾止泻、温中理气。

【人群宜忌】

宜

- 贫血、脾胃虚弱者宜经常食用。
- 女性宜经常食用。

忌

- 牙龈肿痛者不宜食用。

【食法宜忌】

宜

- 吃完荔枝后，宜适当喝一些清凉去火的饮料。

忌

- 不要空腹吃荔枝，至少要在饭后半小时食用。
- 荔枝不可一次食用过多。

- 选购要诀 荔枝以果形圆而略尖、果皮具刺手感觉、果皮鲜红者为佳。
- 保存须知 荔枝十分容易变质，最好用保鲜袋密封，放入冰箱冷藏室内，可以保鲜3～5天。

荸荠荔枝排骨汤

原材料

荸荠	荔枝肉	红枣	排骨	老姜
100克	50克	10颗	250克	少许

制作过程

1. 将排骨洗干净，待锅中开水煮沸后将排骨投入，并将老姜切片，投入5～6片，转文火炖煮。
2. 荸荠削皮，对切成半。
3. 排骨汤煮1小时后，加进荸荠、荔枝肉和红枣，调小火继续煮30分钟，食用前添加少许盐调味即可。

【注解】

荔枝香甜可口，营养丰富，有"岭南果王"和"果中珍品"的美誉，古今文人墨客赞美荔枝的文章很多，曾是著名的朝廷贡品。

营养素(每百克的含量)

	热量(千卡)	61
三大营养素	蛋白质(克)	0.7
	脂肪(克)	0.2
	碳水化合物(克)	16.1
矿物质	钙(毫克)	2
	铁(毫克)	0.5
	磷(毫克)	34
	钾(毫克)	193
	钠(毫克)	1.7
	铜(毫克)	0.16
	镁(毫克)	12
	锌(毫克)	0.17
	硒(微克)	0.14
胆固醇(毫克)		0
膳食纤维(克)		0.5

维生素

维生素A(微克)	维生素B_1(毫克)	维生素B_2(毫克)	维生素B_6(毫克)	维生素B_{12}(微克)	维生素C(毫克)
2	0.01	0.04	0.09	0	41

维生素D(毫克)	维生素E(毫克)	生物素(微克)	维生素K(微克)	维生素P(微克)	胡萝卜素(毫克)
0	0	12	0	0	0.01

(**注**：焦耳是现在使用的热量国际标准单位，但是千卡作为热量单位更为人们所熟知，故本书全文统一使用千卡来标注热量值。1千卡=4.18千焦。)

椰子

【保健功效】

- 补充营养
- 明目醒酒
- 治疗虚寒

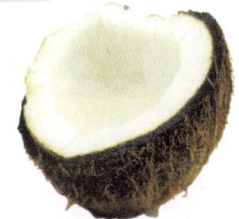

别名：胥椰、胥余

性味归经：性平，味甘，归胃、脾、大肠经。

营养功效：清凉解渴、强身健体、强心、止呕、止泻。

【人群宜忌】

宜
- 儿童、青少年和中老年人宜经常食用。
- 体弱虚寒者宜经常食用。

忌
- 体内热盛、肝火旺盛、口干舌燥者不宜多食用。

【食法宜忌】

宜
- 椰壳打开后椰汁味道会发生变化，应尽快饮完。
- 椰肉炖汤营养价值更高。

忌
- 椰汁和椰肉不宜和煎炸食品一同食用。

● 选购要诀 以果实大、果皮呈绿色、果形丰圆者为佳。

● 保存须知 新鲜椰子放在水中可保存2～3周，而椰汁在倒出后最好尽快食用。

牛奶椰汁▼

原材料

| 椰子1个 | 白糖50克 | 牛奶100克 | 凉开水200毫升 |

制作过程

❶ 将椰肉取出，放入榨汁机中，加入凉开水搅打成汁，取出去渣。
❷ 椰汁倒入沸水锅中，煮滚，加白糖调匀。
❸ 将椰汁倒入杯中，加入牛奶拌匀，即可饮用。

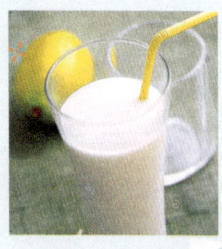

【注解】

　　椰子是典型的热带水果，其果实越成熟，所含蛋白质和脂肪越多，其含量是其他一般热带水果所不能比拟的，而且椰汁和椰肉都含有丰富的营养成分，被称为"热带之宝"。

营养素(每百克的含量)

	热量(千卡)	231
三大营养素	蛋白质(克)	4
	脂肪(克)	12.1
	碳水化合物(克)	26.6
矿物质	钙(毫克)	2
	铁(毫克)	1.8
	磷(毫克)	90
	钾(毫克)	475
	钠(毫克)	55.6
	铜(毫克)	0.19
	镁(毫克)	65
	锌(毫克)	0.92
	硒(微克)	6.21
胆固醇(毫克)		0
膳食纤维(克)		4.7

维生素

维生素A(微克)	维生素B_1(毫克)	维生素B_2(毫克)	维生素B_6(毫克)	维生素B_{12}(微克)	维生素C(毫克)
0	0.01	0.01	0	0	6

维生素D(毫克)	维生素E(毫克)	生物素(微克)	维生素K(微克)	维生素P(微克)	胡萝卜素(毫克)
0	0	26	0	0	0

(**注:** 焦耳是现在使用的热量国际标准单位,但是千卡作为热量单位更为人们所熟知,故本书全文统一使用千卡来标注热量值。1千卡=4.18千焦。)

虾

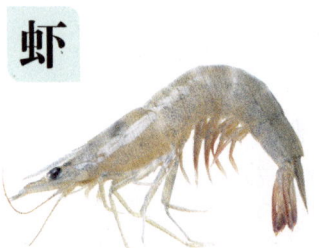

【保健功效】

- 防止动脉硬化
- 补肾壮阳
- 补充钙质
- 通乳

别名：长须公、河虾

性味归经：性温，味甘、咸，归脾、肾经。

营养功效：补肾壮阳、通乳、安神。

【人群宜忌】

宜

- 男性、中老年人、青少年、孕妇宜经常食用。
- 动脉硬化、高血压、骨质疏松、缺钙者宜经常食用。

忌

- 过敏性鼻炎、支气管炎、过敏性皮炎、有宿疾等患者不宜食用。

【食法宜忌】

宜

- 搭配膳食纤维含量高的食物。

忌

- 色发红、身软、掉头的虾不新鲜，尽量不吃。
- 虾背上的虾线应挑去不吃。

- 选购要诀 以个体适中，虾壳有光泽，体表呈青色或青白色，虾身周正，附肢完整，虾壳不易翻开，在水中不时喷出气泡者为佳。

- 保存须知 鲜虾最好先焯水，然后立即放入冰箱冷冻室贮存，可使虾的红色固定，鲜味持久。

泥鳅河虾汤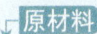

原材料

| 活河虾100克 | 活泥鳅100克 | 盐少许 | 冷水适量 |

制作过程

1. 河虾清洗干净；将泥鳅去内脏洗净。
2. 将河虾、泥鳅一同放入锅内，加适量水以文火煮熟，加盐调味即成。

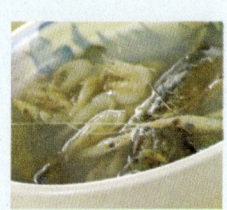

【注解】

虾肉质肥嫩鲜美，无腥味，又没有骨刺，极易消化，因此历来备受青睐。虾的吃法多样，营养极为丰富，其蛋白质含量是鱼、蛋、奶的几倍到几十倍，还含有丰富的钾、碘、镁、磷等矿物质及维生素A、氨茶碱等成分，对健康大有裨益，不失为老幼皆宜的营养佳品。

营养素（每百克的含量）

三大营养素	热量(千卡)	93
	蛋白质(克)	18.6
	脂肪(克)	0.8
	碳水化合物(克)	2.8
矿物质	钙(毫克)	62
	铁(毫克)	1.5
	磷(毫克)	228
	钾(毫克)	215
	钠(毫克)	165.2
	铜(毫克)	0.44
	镁(毫克)	46
	锌(毫克)	2.38
	硒(微克)	33.72
胆固醇(毫克)		193
膳食纤维(克)		0

维生素

维生素A(微克)	维生素B_1(毫克)	维生素B_2(毫克)	维生素B_6(毫克)	维生素B_{12}(微克)	维生素C(毫克)
15	0.01	0.07	0.12	1.9	0

维生素D(毫克)	维生素E(毫克)	生物素(微克)	维生素K(微克)	维生素P(微克)	胡萝卜素(毫克)
123	0.62	0	0	0	0

（**注**：焦耳是现在使用的热量国际标准单位，但是千卡作为热量单位更为人们所熟知，故本书全文统一使用千卡来标注热量值。1千卡=4.18千焦。）

牡蛎

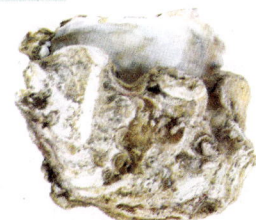

【保健功效】

- 防癌抗癌
- 降脂降压
- 润肺补肾
- 滋补强身

别名：蚝、蛎黄

性味归经：性微寒，味甘、咸，归肝、心、肾经。

营养功效：益胃生津、利肾水、延年益寿、细肤美容。

【人群宜忌】

宜
- 男性、中老年人宜经常食用。
- 体弱、血脂和血压高者宜经常食用。

忌
- 脾胃虚寒、胃溃疡或慢性胃炎、痛风患者应少食。

【食法宜忌】

宜
- 牡蛎肉要用清水浸泡片刻，再用盐水反复冲洗。
- 吃牡蛎时蘸点辣椒或者大蒜汁。

忌
- 生牡蛎中含有大量的微生物，尽量不要生吃。

- 选购要诀 鲜活的牡蛎，壳凸起面圆润饱满，有较重的手感，轻敲壳时马上合起者为佳；无壳的牡蛎以汁液清冽无色者为佳。

- 保存须知 新鲜牡蛎很容易变质，最好是将肉取出，用保鲜袋密封放入冷冻室内保存。

牡蛎粉煮鹌鹑蛋汤▼

原材料

| 牡蛎粉 10克 | 鹌鹑蛋 6个 | 冰糖 15克 | 冷水 3000毫升 |

制作过程

❶ 将冷水1500毫升放进锅内，将鹌鹑蛋放入，烧沸。煮熟鹌鹑蛋，用漏勺捞起，冷却后剥皮待用；将冰糖打碎成屑，待用。

❷ 在锅内加冷水1500毫升，投入牡蛎粉烧沸，加入冰糖、鹌鹑蛋即成。

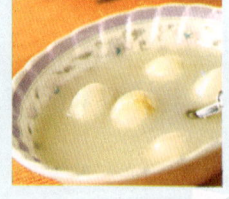

【注解】

牡蛎肉质鲜美，营养价值很高，平均每100克生牡蛎中含有成年人一天所需动物蛋白质的1/2，并含有丰富的钙、铁、碘等矿物质，因此有"海底牛奶"的美誉。

营养素(每百克的含量)

	热量(千卡)	73
三大营养素	蛋白质(克)	5.3
	脂肪(克)	2.1
	碳水化合物(克)	8.2
矿物质	钙(毫克)	131
	铁(毫克)	7.1
	磷(毫克)	115
	钾(毫克)	200
	钠(毫克)	462.1
	铜(毫克)	8.13
	镁(毫克)	65
	锌(毫克)	9.39
	硒(微克)	86.64
胆固醇(毫克)		100
膳食纤维(克)		0

维生素

维生素A(微克)	维生素B_1(毫克)	维生素B_2(毫克)	维生素B_6(毫克)	维生素B_{12}(微克)	维生素C(毫克)
27	0.01	0.13	0	0	0

维生素D(毫克)	维生素E(毫克)	生物素(微克)	维生素K(微克)	维生素P(微克)	胡萝卜素(毫克)
0	0.81	0	0	0	0

（注：焦耳是现在使用的热量国际标准单位，但是千卡作为热量单位更为人们所熟知，故本书全文统一使用千卡来标注热量值。1千卡=4.18千焦。）

海蟹

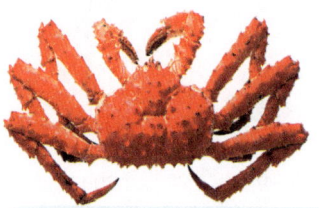

【保健功效】

- 防癌抗癌
- 防治结核病
- 化瘀通络
- 滋补身体

别名：无肠公子、含黄伯

性味归经：性寒，味咸，归肝、胃经。

营养功效：清热解毒、补骨填髓、养筋活血、通经络、利肢节、续骨伤、滋肝阴、充胃液。

【人群宜忌】

宜
- 骨折、外伤患者宜经常食用。

忌
- 孕妇、脾胃虚寒者不宜多吃螃蟹，特别是蟹爪。
- 患有冠心病、高血压、动脉硬化、高脂血症的人应少吃或不吃蟹黄，蟹肉也不宜多食。

【食法宜忌】

宜
- 螃蟹搭配各种蔬菜一起食用，以提升整体的营养。
- 吃螃蟹须配以生姜、醋、葱等调味品一同食用。

- 选购要诀 以外壳背呈墨绿色，肚脐凸出，螯足上刚毛丛生，将螃蟹翻转腹部朝天、能迅速用螯足弹转翻回者为佳。

- 保存须知 活螃蟹很难保存，必须尽快食用。

花雕蒸蟹

原材料
- 螃蟹 1只
- 花雕酒 1大匙
- 清水 3碗
- 蛋白 4个
- 盐 适量

制作过程

❶ 将蛋白、酒与盐一起打匀，倒入平底盘上，将处理好的螃蟹置于盘内，再放入锅中。

❷ 锅内放水，盖锅盖，先以中火蒸5分钟，再转大火蒸5分钟即可。

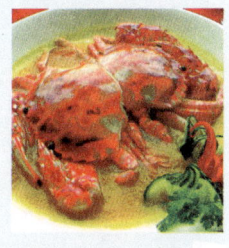

【注解】

螃蟹是公认的食中珍肴，民间有"一盘蟹，顶桌菜"的民谚。直至今日，金秋时节，持蟹斗酒，赏菊吟诗还是许多人的乐趣。蟹肉不但味奇美，且营养丰富，是一种高蛋白的补品，对身体健康很有益处。

营养素(每百克的含量)

	热量(千卡)	95
三大营养素	蛋白质(克)	13.8
	脂肪(克)	2.3
	碳水化合物(克)	4.7
矿物质	钙(毫克)	208
	铁(毫克)	1.6
	磷(毫克)	142
	钾(毫克)	232
	钠(毫克)	260
	铜(毫克)	1.67
	镁(毫克)	47
	锌(毫克)	3.32
	硒(微克)	82.65
胆固醇(毫克)		125
膳食纤维(克)		0

维生素

维生素A(微克)	维生素B_1(毫克)	维生素B_2(毫克)	维生素B_6(毫克)	维生素B_{12}(微克)	维生素C(毫克)
30	0.01	0.1	0.18	4.7	0

维生素D(毫克)	维生素E(毫克)	生物素(微克)	维生素K(微克)	维生素P(微克)	胡萝卜素(毫克)
95	2.99	0	0	0	0

(注：焦耳是现在使用的热量国际标准单位，但是千卡作为热量单位更为人们所熟知，故本书全文统一使用千卡来标注热量值。1千卡=4.18千焦。)

南瓜子

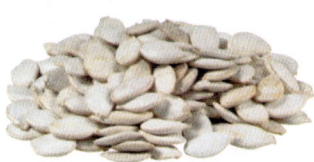

【保健功效】

- 增强精子质量
- 促进性欲
- 保护前列腺
- 预防肾结石
- 驱虫杀虫
- 通乳
- 舒缓神经

别名：白瓜子、南瓜仁

性味归经：性平，味甘，归脾、胃、肾、膀胱经。

营养功效：补中益气、消炎止痛、解毒杀虫。

【人群宜忌】

宜
- 男性，特别是中老年男性宜常食用。
- 少年儿童以及居住在湖区的人群宜适当食用。

【食法宜忌】

忌
- 炒南瓜子时不要加调料过重。
- 莫将南瓜子放在嘴里用唾液浸湿，避免消耗太多津液，要用牙齿边嗑边吐壳，最好用手剥壳。
- 南瓜子一次不要吃得太多，每次50克左右为宜，否则可能导致头昏。

- 选购要诀 以颜色金黄、果仁个大肉厚、形状对称、质地干燥、不伤不烂者为佳。

- 保存须知 炒熟的南瓜子最好放在干燥通风处保存。

南瓜子西蓝花

原材料

| 西蓝花 200克 | 西芹粉 1匙 | 杏仁片 1匙 | 菜花 50克 | 南瓜子仁 2匙 |

制作过程

① 西蓝花和菜花切掉梗，留花朵部分掰小朵，入沸水焯一下；洋葱切丝。

② 把上述材料装在烤盘内，撒上橄榄油、盐、胡椒粉和生奶油，在180℃的烤炉中烤20分钟。

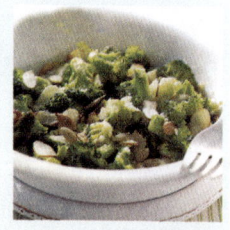

③ 表面变软后取出撒上南瓜子仁、杏仁、乳酪，再烤5分钟后撒上西芹粉即可。

【注解】

南瓜子营养丰富，含油量高，炒熟后滋味鲜香，颇受人们的欢迎。目前，由于其对人体防疾病、抗衰老和对男性前列腺器官的保健作用，对南瓜子的开发利用受到越来越多的重视，市场上已有许多以南瓜子为主要原料的保健品和复合饮料。

营养素(每百克的含量)

	热量(千卡)	574
三大营养素	蛋白质(克)	4.1
	脂肪(克)	36
	碳水化合物(克)	8
矿物质	钙(毫克)	37
	铁(毫克)	6.7
	磷(毫克)	670
	钾(毫克)	102
	钠(毫克)	15.8
	铜(毫克)	1.11
	镁(毫克)	2
	锌(毫克)	2.57
	硒(微克)	2.78
胆固醇(毫克)		0
膳食纤维(克)		4.9

维生素

维生素A(微克)	维生素B_1(毫克)	维生素B_2(毫克)	维生素B_6(毫克)	维生素B_{12}(微克)	维生素C(毫克)
0	0.08	0.15	0	0	0

维生素D(毫克)	维生素E(毫克)	生物素(微克)	维生素K(微克)	维生素P(微克)	胡萝卜素(毫克)
0	27.28	0	0	0	0.47

(**注**：焦耳是现在使用的热量国际标准单位，但是千卡作为热量单位更为人们所熟知，故本书全文统一使用千卡来标注热量值。1千卡=4.18千焦。)

附录 明星五色营养食物图鉴

黑色营养食物 TOP

甲鱼	乌骨鸡	黑芝麻
		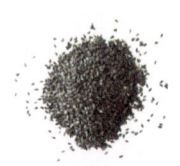

黑米	黑木耳	海带
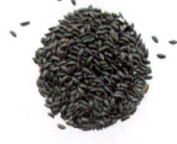	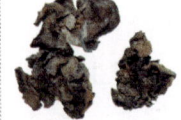	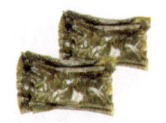

海参	紫葡萄	乌梅
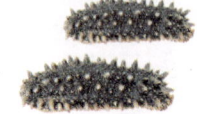	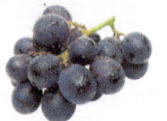	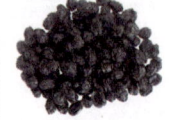

绿色营养食物

芦荟	大白菜	黄瓜

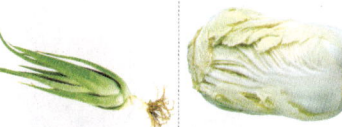

猕猴桃	菠菜	芦笋

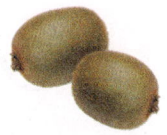 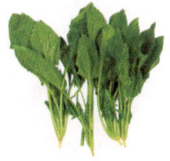 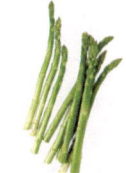

绿豆	生菜	绿茶

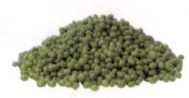 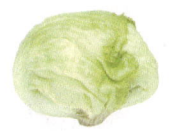 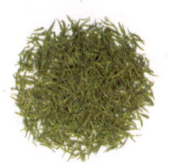

红色营养食物

西红柿	枸杞	蛇果
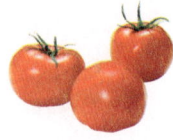	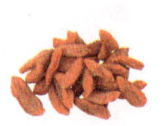	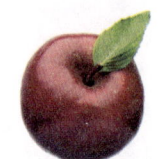
红薯	樱桃	西瓜
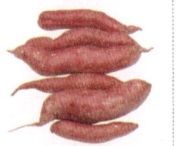	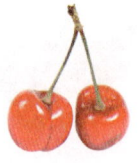	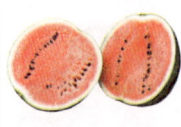
草莓	红酒	红枣
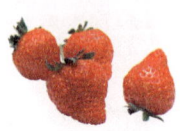	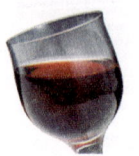	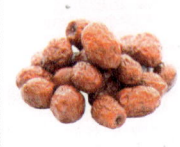

黄色营养食物 TOP

黄豆	橙子	鸡蛋
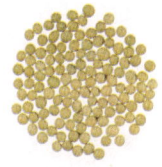	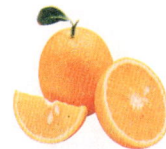	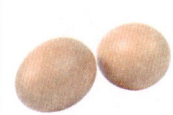
姜	胡萝卜	金针菇
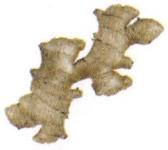	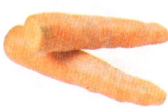	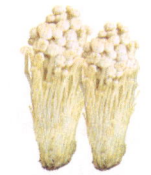
玉米	南瓜	木瓜
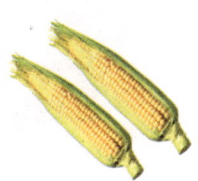	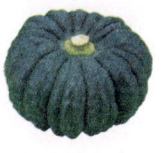	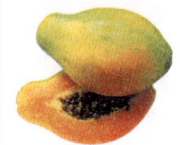

附录

白色营养食物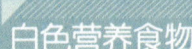

| 牛奶 | 银耳 | 燕麦 |

| 大蒜 | 莲藕 | 百合 |
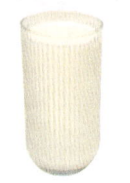 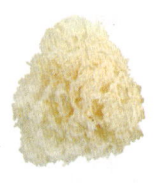 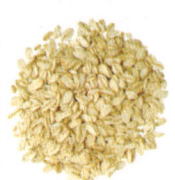

| 冬瓜 | 豆腐 | 白萝卜 |
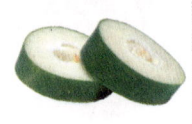 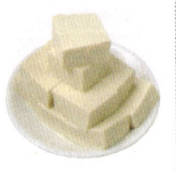 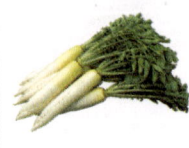

五色食物养生治病随身查